民政部福彩公益金资助项目
中国社会福利协会组织编写

中国社会福利协会

养/老/服/务/指/导/丛/书

人力资源和社会保障部社会保障能力建设中心

岗位技能培训推荐教材

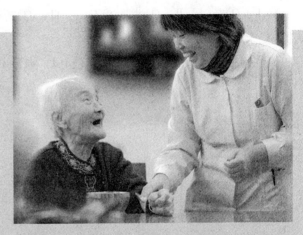

老年期痴呆专业照护
——护理人员实务培训

丛书总主编◎ 冯晓丽

分册主编◎ 洪 立 王华丽

中国社会出版社　　北京大学医学出版社　　中国劳动社会保障出版社

LAONIANQI CHIDAI ZHUANYE ZHAOHU

——HULI RENYUAN SHIWU PEIXUN

图书在版编目（CIP）数据

老年期痴呆专业照护：护理人员实务培训 / 洪立，

王华丽主编 . —北京：北京大学医学出版社，2014. 4（2017. 9 重印）

ISBN 978-7-5659-0827-9

Ⅰ．①老… Ⅱ．①洪…②王… Ⅲ．①老年痴呆症 -

护理 - 教材 Ⅳ．① R473.5

中国版本图书馆 CIP 数据核字（2014）第 064702 号

老年期痴呆专业照护——护理人员实务培训

主　　编：洪　立　王华丽
出版发行：北京大学医学出版社
地　　址：（100191）北京市海淀区学院路 38 号　北京大学医学部院内
电　　话：发行部 010-82802230；图书邮购 010-82802495
网　　址：http://www.pumpress.com.cn
E-mail：booksale@bjmu.edu.cn
印　　刷：中煤（北京）印务有限公司
经　　销：新华书店
责任编辑：许　立　　责任校对：金彤文　　责任印制：张京生
开　　本：787mm×1092mm　1/16　　印张：15　　字数：394 千字
版　　次：2014 年 4 月第 1 版　2017 年 9 月第 2 次印刷
书　　号：ISBN 978-7-5659-0827-9
定　　价：37.50 元
版权所有，违者必究
（凡属质量问题请与本社发行部联系退换）

丛书编委会

分册编委会

分册主编　洪　立　王华丽

编委会成员　李　霞　李根美　马　莉

　　　　　　　　唐凤娟　燕　青　祝　华

序

春回大地，柳绿桃红。正值 2014 年万物复苏、百花争艳的美好时节，中国养老服务业发展又喜添新枝，由中国社会福利与养老服务协会组织编写的养老服务指导丛书 — 岗位技能实务培训教材即将面世。仅为此序，是为祝贺。

我国正面临着人口老龄化的严峻挑战，发展养老服务业的任务十分繁重。自从 1999 年我国步入老龄化社会以后，发展速度十分迅速。截至 2013 年底，我国 60 周岁及以上的老年人口已突破 2 亿，达到 2.0243 亿，占总人口的 14.9%，预计在 2025 年将突破 3 亿，2034 年突破 4 亿，2054 年突破 4.72 亿。与许多国家的老龄化进程相比，我国的老龄化还呈现出高龄化、失能化、空巢化等特点，对专业化养老服务和高素质养老专业人才的需求日益增加。

中国社会福利与养老服务协会是民政部主管的全国性社会组织，自 2010 年成立以来，秉承"改善民生、推进社会福利事业发展"的宗旨，积极参与养老服务标准化、信息化、专业化建设，取得了丰硕成果：研发了养老服务标准化体系框架，组织起草、论证完成了多个养老服务标准；研发了国家养老服务信息系统，数据收集、机构管理、咨询服务、远程培训以及行业管理等功能正在逐步实现；特别是自 2012 年以来，在民政部本级福利彩票公益金的资助下，组织举办了多期极具实用特色的养老护理员、专业技术人员以及管理人员培训班，既为养老服务业的发展培养了一大批合格人才，也研发了一系列高质量的养老服务培训专业教材。

养老服务指导丛书 — 岗位技能实务培训教材是中国社会福利与养老服务协会教

研发工作的成果之一。该教材从老年人和服务提供者的需求出发，围绕老年人康复服务、护理服务、居家照护服务、健康管理服务、康复辅具适配服务、中医保健服务等，汇聚了国内外最新的理论研究和实践成果，体现了较高的专业水准，具有很强的实用性和指导性。可以说，凝聚了中国社会福利与养老服务协会以及长期从事养老服务理论研究、人才培训、实务操作等社会各个方面的智慧和汗水，成果来之不易。我相信，教材的出版发行，必将对提升养老服务从业人员素质、推动养老服务专业知识普及推广、深化养老服务政策理论研究，发挥重要的作用。

当前，我国养老服务业发展正面临着前所未有的机遇。新修订的《中华人民共和国老年人权益保障法》将积极应对人口老龄化上升为国家的一项长期战略任务，并从法律上确立了"以居家为基础、社区为依托、机构为支撑"的社会养老服务体系框架；国务院办公厅颁布的《社会养老服务体系建设规划（2011—2015 年）》，系国家首次将社会养老服务纳入专项规划范围，并明确了"十二五"时期社会养老服务体系建设的目标任务；去年国务院颁布出台的《关于加快发展养老服务业的若干意见》（国发〔2013〕35号），对发展养老服务业做了全面安排部署，进一步明确了养老服务业在国家调结构、惠民生、促升级中的重要作用。

养老服务业前程似锦，养老服务业大有可为。让我们抓住机遇，携手并肩，努力把这一服务亿万老年人的夕阳红事业打造成蓬勃发展的朝阳产业！

中国社会福利与养老服务协会会长

冯晓丽

前　言

随着老龄化社会的快速到来，我国已经成为世界上老年人口最多的国家，巨大的养老服务需求与专业化服务提供不足的矛盾日益突出。老年人最值得全社会的尊敬和爱戴，更需要关心和帮助。积极应对人口老龄化、为老年人提供有尊严的专业照护服务、从而提升老年人的生活水平和生命质量是全社会的共同愿望。近年来，政府部门将推进养老服务业快速发展作为重要民生工程，出台了一系列优惠扶持政策，其中重点强调专业化技能人才培养。2013年，国家民政部设立了彩票公益金专项资助，委托中国社会福利协会组织北京大学等相关院校及研究机构研发了养老服务职业技能系列实训教材。

随着人口的老龄化和高龄化，痴呆老人的数量正在急剧增加。如何为痴呆老人提供良好的长期照顾、护理和支持，是所有从事养老服务工作的专业人员都需要面临的课题。尤其是为痴呆老人提供直接服务的护理人员，需要具备更高的职业素质和技能，以确保能够为痴呆老人提供高质量和安全的服务。

本教材以提高护理人员为痴呆老人提供专业服务的能力为目标，按照《老年期痴呆专业照护——护理人员实务培训大纲》编写。本教材由十三个章节组成，包括："岗位职能定位和素质要求""痴呆综合征相关知识""痴呆早期迹象的识别、评估与就诊""以人为本的专业照护""与痴呆老人建立有效沟通""日常生活照护的原则和方法""常见生活障碍的照护""为痴呆老人设计和安排活动""行为和精神症状的应对""常见行为和精神症状的照护""晚期照护""临终关怀""居家专业照护专题"和"护理人员的自我照顾与权益保护"。教材内容简明、通俗、实用，力求让护理人员熟悉痴呆老人特殊的照护需求，掌握为痴呆老人提供专业照护的有效方法，进而改善服务品质。

在本册教材编写过程中，记忆健康360工程和北京大学精神卫生研究所的专家团队在洪立女士、王华丽教授的带领下，以高度的社会责任感投身工作，深入服务机构调研，与实务工作者共同切磋，结合自身的教学经验和实践经验，并广泛征求相关领域专家意见，为教材编写付出了辛勤努力，形成了一部既具有专业水准，又具有对岗位技能培训发挥引导作用的应用型教材，与同期开发的其他岗位专业技能实训教材相配套，将为加快我国养老服务业人才队伍职业能力建设发挥重要智力支撑作用。

在此，中国社会福利协会对国家民政部、教育部、卫生部、人力资源和社会保障部领导给予的关怀、信任和指导表示衷心感谢！对全身心投入系列教材编写的专家学者们表示崇高的敬意和衷心感谢！希望在不久的将来专家们的辛勤付出能转化为各专业技能岗位的优质服务，使全国老年人安享幸福晚年。

因本系列丛书属创新性尝试，时间有限，还需在培训工作实践中不断充实完善，不足之处恳请广大读者和学习者加以批评指正，并提出修改完善意见，我们将不胜感激！

丛书编委会

分册编委会

2014 年 2 月

目　录

中国社会福利协会养老服务指导丛书

第1章
岗位职能和素质要求

学习目标

> ➤ 了解痴呆专业照护培训的重要性
> ➤ 了解本教程的整体培训目标及内容
> ➤ 熟悉护理人员在痴呆专业照护中的岗位职能及素质要求

随着人口的老龄化和高龄化，痴呆老人的数量正在急剧增加。在各种慢性病中，痴呆是导致老年人丧失行为能力、生活无法自理的主要原因。如何为痴呆老人提供良好的长期照顾、护理和支持，是所有从事养老服务工作的专业人员都需要面临的课题。尤其是为痴呆老人提供直接服务的护理人员，需要具备更高的职业素质和技能，以确保能够为痴呆老人提供高质量和安全的服务。

第1节　痴呆专业照护培训的重要性

一、痴呆：全球性的公共健康问题

全球人口在逐步老龄化。在过去的一个世纪里，医疗条件的改善使人类寿命得以延长，生活更加健康；但高龄化同时也导致包括痴呆在内的慢性退行性疾病的患病人数增加。

根据国际阿尔茨海默病协会发布的《2013 年全球痴呆症报告》，2010—2050 年间，全世界生活不能自理、需要照顾的老年人的数量将从 1.01 亿增加到 2.77 亿，增长近两倍。在中低收入国家，生活不能自理的老年人增长得尤其迅猛。2013 年，全球痴呆患者人数已达到 4400 万；到 2030 年，患者总人数将达到 7600 万；到 2050 年，这个数字将突破 1.35 亿。

老年人的长期照护实际上主要是指为痴呆老人所提供的照护。在各种慢性病中，痴呆是目前导致老年人丧失行为能力、生活无法自理的主要原因。

痴呆的最大风险因素是高龄，总体来说，年龄越大，发病率越高，65 岁以上每隔五年发病率就会增长一倍。80 岁老年人的患病比例会达到 15% 以上，而 85 岁以上的老年人患病率将达到 30% 以上。随着全球老龄化，痴呆患者人数将持续增长，尤其是在老龄化正在加速的发展中国家，其中就包括中国。

二、中国面临更严峻的挑战

由于人口基数庞大，未富先老的中国已经成为痴呆人口第一大国，面临着更为严峻的挑战。目前中国的痴呆患者人数已超过 900 万，而受痴呆影响的人群，更是这一数字的好几倍，因为这些人的生活都与痴呆患者休戚相关。到 2040 年，中国痴呆患者数量将等于发达国家的总和。全球没有任何一个其他国家像中国一样，承受如此巨大而沉重的疾病负担。

虽然中国的患者数量全球第一，但是全社会为痴呆患者和家庭提供长期照护和支持的能力与发达国家和地区相比存在较大差距。由于资源匮乏，痴呆患者和家庭的生活水准普遍低下，负担沉重。

痴呆给中国带来的挑战主要表现在：

1．公共健康教育落后，导致公众对痴呆的正确认知度很低。对痴呆的认识不足，会加深恐惧感和耻辱感，而且进一步导致患者和家庭与社会隔离，延误诊断、治疗和寻求帮助的时间。

2．医疗保健系统尚未建立痴呆的预防和疾病管理体系。专业医疗资源集中在三甲医院，社区卫生服务中心还不具备提供痴呆的社区健康宣教、疾病筛查、转诊、咨询和慢性病管理的能力。这也直接导致中国痴呆患者的就诊率低下。

3．没有养老长期护理保险或政府特殊补贴，患者家庭需自行承担几乎所有的照护费用，经济负担沉重。

4．社区照护与支持资源缺乏。大部分的日间中心都不面向痴呆老人开放，社区缺乏为痴呆老人和家庭提供咨询、团体支持活动等服务内容。

5．专业的痴呆护理机构稀缺。很多养老机构拒收痴呆老人。有些机构虽然接收老人，但仅能提供较低水平的照护。

6．由于社会照护与支持资源匮乏，家庭成员不得不承担主要的照护任务。但由于中国少子女、老龄化的特点，使得家庭成员中能充当非正式照护者的人越来越少。这意味着未来中国将有大量的痴呆老人需要靠社会提供照顾和支持。

7．养老护理劳动力严重短缺。现有的养老护理人员工作辛苦、压力大，社会地位不高，造成职业倦怠率高、岗位流动性大，缺少职业自豪感。这已经成为制约中国养老服务业发展的最大瓶颈。

8．护理院校和职业培训均缺少系统化的痴呆专业照护教育和培训。当基础教育缺失时，社会为痴呆这一特殊人群提供服务的能力也会缺失。

三、加强痴呆专业照护培训的重要性

目前，医学还没有治愈或逆转痴呆的方法。一位痴呆患者从出现早期迹象或症状，到最终走向生命的尽头，这是一个相当漫长的过程。以阿尔茨海默病为例，患者从确诊到死亡，平均生存时间是 5 到 8 年，更长的有 10 年、十几年，甚至还有些病例超过 20 年。这意味着痴呆患者需要多学科的医疗、照护和支持资源的介入；而正确的慢病管理和长期的照护与支持，可以让痴呆患者保持生活质量和生命尊严。

痴呆患者和家庭照护者的生活品质，取决于全社会为他们提供服务和支持的能力。在疾病的不同阶段，他们需要得到不同的服务和支持，来适应每个阶段的变化和需求；需要不同领域、不同层面的人力资源参与进来，跨学科地协调行动。这些人力资源主要包括工作在医院、社区及养老机构的临床医师、康复治疗师、护士、护理员、康复服务人员、精神健康服务人员、社工、临终关怀服务人员、家政服务员等等，也包括参与社区工作和养老服务的志愿者。

这些医疗服务和养老服务工作者对痴呆患者及家庭的态度和服务能力，会受到他们的专业知识、经验和技能的影响（比如某些养老机构将痴呆等同于常见精神病而拒收痴呆老人，某些养老机构对痴呆老人采取不恰当的约束等等），反过来也影响到患者家庭及更广范围的公众对国家医疗卫生和养老服务水平的看法。

政府需要加强痴呆疾病管理和长期照护的教育与培训，民政部门尤其需要针对养老护理服务的从业人员强化痴呆专业照护技能，并且制订指导标准。养老护理员培训课程中需要将痴呆专业照护列为必修模块；职业院校养老管理、养老护理和社工专业的教育课程也同样需要优化，增加痴呆专业照护与支持的内容。

人力资源和劳动力大军的教育和培训，需要政府和更多的学术机构、教育和培训机构开展协作，并配套财政与人才就业扶持政策，以确保从业人员具备为痴呆患者和家庭提供高质量和安全的服务的职业素质。

第2节 培训对象和培训目标

一、培训对象

本教程的主要培训对象是养老服务机构（包括居家养老服务机构、社区养老服务机构和居住型的养老机构）的护理团队成员，其中包括为老年人直接提供生活照料、基础护理的一线护理人员，也包括护理团队和养老服务机构的各级管理者。管理者接受培训后，可指导、监督和支持一线的护理人员以及外部协作资源（如志愿者、后勤服务人员等）为痴呆老人提供更好的服务。

本教程的其他培训对象还包括从事养老服务工作的社工、志愿者，职业培训学校与养老服务相关专业的学生，以及其他从事与痴呆老人相关工作的专业人员。

表 1-1　培训对象

主要培训对象	其他培训对象
• 从事一线工作的养老护理员（初级，中级，高级，技师）和护士 • 从事居家养老的家政服务员 • 养老服务机构的社工 • 养老服务机构护理团队的的管理者，包括护理主管、护理主任、负责护理质量的业务院长，院长等	• 其他从事养老服务的社工和志愿者 • 职业培训学校养老护理专业和社工专业的学生 • 在养老服务机构工作的医师 • 养老服务机构的其他管理者及工作人员，如行政主管，后勤主管，行政和后勤服务人员等 • 其他从事与痴呆老人相关工作的专业人员，如康复治疗师，临终关怀服务人员等

本教程的培训对象需具备高中以上文化水平。如果培训对象的文化水平低于高中文化，应由护理团队的管理者带领学习。

二、培训目标

通过培训，提高护理人员对痴呆老人照护需求的认知，提高职业素质，增强为痴呆老人提供专业照护的技能，进而改善服务品质。

三、培训内容

1. 痴呆综合征相关知识，要熟知其对患病老人所产生的影响、病程的发展和主要的症状表现；

2．早期迹象的识别、评估与就诊，重点掌握早期筛查工具的使用和陪同就医的方法；

3．以人为中心的专业照护理念和工作方法；

4．与痴呆老人建立有效沟通，这将是痴呆专业照护最为基础的技能；

5．为痴呆老人提供日常生活照护、尤其是针对痴呆老人各种生活障碍的照护方法；

6．为痴呆老人设计和安排活动的方法；

7．痴呆老人出现行为和精神症状时的照护方法；

8．痴呆老人的晚期照护和临终关怀；

9．居家专业照护专题；

10．护理人员的自我照顾与权益保护。

第3节　岗位职责与职业素质

一、护理人员在痴呆专业照护中的岗位职责

1．提供生活照料，满足痴呆老人的基本生活需求

由于疾病的影响，老人会逐渐失去生活能力。正常人看来再简单不过的吃、喝、拉、撒、睡，老人完成起来都会有困难，需要护理人员的帮助和支持。

痴呆具有渐进性发展的特点。由于大脑受损的区域和程度各有不同，所以每位患病老人都是独特的，在病程的发展过程中需要个性化的照顾。

护理人员需要深入了解每位老人的照护需求，帮助其完成每天的日常生活任务，比如起床、穿衣、洗漱、进餐、如厕、睡眠等。虽然患病老人会表现出很多的生活障碍，但护理人员还是要在照顾和护理的过程中尽可能地支持老人的自立性，以延缓其生活能力的衰退。

2．提供情感和心理支持

以人为中心的照护不仅关注痴呆老人的生活需要，同时也关注他们的情感和心理需要。由于受到疾病的影响，痴呆老人的世界会变得陌生、迷糊而混乱。他们无法确切表达自己的需要，经常感觉无助、迷茫甚至是绝望。因此，护理人员需要从老人的角度设身处地来理解他们的痛苦和压力，给他们以安慰、同情、体谅、鼓励、赞美和尊重。对于老人来说，护理人员一个明朗的微笑、一个轻轻的拥抱，就可以带给他们很大的安慰。

例如，如果老人还保留着过去的记忆，护理人员可以和他们聊聊以前的生活以及他们

的成就。当然，听老人一遍又一遍重复讲过去的故事难免会有不耐烦的时候，但是护理人员如果能够意识到，痴呆老人的回忆实际上是他们正在和疾病做艰苦的抗争来留住他们生命里最有意义的记忆，就会给予他们更多的同情和耐心。而这一时刻的倾听，就是对痴呆老人最好的心理支持。

3. 提供基础护理，让老人生活得更为舒适

对于进入晚期的痴呆老人，护理人员需要为他们提供全面的基础护理，比如口腔护理、关节护理、皮肤护理、会阴护理等。同时，护理人员要具备识别痴呆老人身体疼痛和不适的能力，及时向护理主管或医生报告，以便为老人提供相应的治疗和护理。

对于进入临终阶段的痴呆老人，护理人员需要采取以人为中心的原则来为老人提供舒缓照护，以减轻老人的痛苦，让他们在生命中的最后一段旅程能尽可能地过得舒适。

4. 对护理效果进行反馈，并参与制订护理计划

痴呆老人需要长期照护，而且随着他们能力和行为的变化，护理计划要不断进行调整，以适应他们新的需求。工作在一线的护理人员，应在护理过程中对护理效果进行实时评价，并及时反馈给护理团队。

例如，要完成为一位痴呆老人穿衣服的任务。护理人员要仔细观察老人自己是否还有能力选择合适的衣服；老人是需要护理人员在一旁口头提示还是已经需要护理人员动手协助；如果是动手协助的话，哪些动作是老人仍然可以自己完成的，哪些需要护理人员帮助，等等。

一线护理人员需要及时向护理团队反馈这些信息，而这些实时的最新信息将成为护理计划的一部分。因此，护理人员也是护理团队开发和制订护理计划的重要参与者。

5. 观察痴呆老人的行为变化，并参与干预

护理人员需要了解，痴呆老人的行为是他们对外交流的重要方式。当患病老人出现行为和精神症状的时候，往往意味着他们可能有潜在的身体不适，或者某种需求没有得到满足。

一线的护理人员是整个护理团队中最经常接触痴呆老人的人。因此，在提供护理服务的过程中，一线护理人员需要留意观察老人所发生的行为变化，并将这些变化尽快通报给护理主管或医护人员，以便让老人得到及时的诊断和治疗。

患病老人的行为和精神症状主要以非药物干预的方式进行，因此，最为了解老人的一线护理人员将参与干预计划的制订和实施，以缓解老人的行为和精神症状。

6. 做好护理记录，与团队分享经验

护理人员在照顾老人的过程中，做好护理记录是非常重要的。

护理记录有助于帮助整个护理团队保持护理工作的有效性和一致性。和认知功能正常的老人相比，痴呆老人的照护具有其特殊性。比如，痴呆老人无法准确表达自己的需要，一线的护理人员必须通过每天和老人的互动与悉心观察，去了解老人的需要，为老人提供适合的帮助；之后，要记录下来哪些照护方法是有效的，哪些是无效的、甚至还可能诱发老人的行为症状。这将帮助护理团队的其他成员更好地了解老人，并采取一致和有效的护理方法。

除去书面记录以外，护理人员之间的口头分享也非常重要。自己通过照顾痴呆老人学到了什么？自己是怎么样和老人建立互动的？自己用什么方法成功地帮助了老人？实时的分享能帮助整个护理团队提高有效照护的能力。

在记录和分享的时候，护理人员要做到的是简明、客观的描述，而不是加上自己的假设、判断和评价。这样才能让护理团队的其他成员准确地了解事实。

客观准确的护理记录还有利于规避风险。所有的护理记录都是具有法律效力的书面文件。一旦发生意外，护理记录将会成为非常重要的证据。

二、职业素质和技能

为痴呆老人提供服务的护理人员，需要具备更高的职业素质和技能，以确保能够为老人提供高质量和安全的服务。这些职业素质和技能包括：

1. 对痴呆综合征的正确认知，了解痴呆会如何发展，以及对患病老人所造成的影响；
2. 了解痴呆专业照护的实践原则；
3. 对痴呆老人的同理心，能了解并理解老人的感受，体会老人的思想和情绪；
4. 清楚地认识自己的护理角色和责任；
5. 能够准确理解和执行护理计划；
6. 作为护理团队的一员，与其他护理人员及专业人员协作；
7. 有效的沟通技巧；
8. 熟练的护理操作技能；
9. 积极主动，充满同情心的职业精神。

护理人员的职业素质和技能可以通过学习、实践和分享而得以不断提高。

 小结

1. 在各种慢性病中，痴呆是导致老年人丧失行为能力、生活无法自理的主要原因。老年人的长期照护实际上主要是指为痴呆老人所提供的照护。

2. 目前，医学还没有治愈或逆转痴呆的方法。痴呆老人和家庭照护者的生活品质，取决于全社会为他们提供服务和支持的能力。因此需要加强养老服务人才的教育和培训，以确保从业人员具备为痴呆老人及其家庭提供高质量和安全的服务的职业素质。

3. 本教程的主要培训对象是养老服务机构的护理团队成员，包括一线护理人员和各级管理者。其他培训对象包括从事养老服务工作的社工、志愿者，职业培训学校与养老服务相关的学生，以及其他从事与痴呆老人相关工作的专业人员。

4. 培训目标是提高护理人员对痴呆老人照护需求的认知，提高职业素质，增强为痴呆老人提供专业照护的技能，进而改善服务品质。

5. 为痴呆老人提供服务的护理人员需要对痴呆有正确的认知，了解痴呆对患病老人所产生的影响，能够对痴呆老人抱有同理心，掌握有效的沟通技巧和熟练的操作技能，并善于团队协作。

思考与练习题

1. 在痴呆专业照护中，护理人员的岗位职责是什么？
2. 为痴呆老人提供服务的护理人员需要哪些职业素质和技能？

第2章
痴呆相关基础知识

学习目标

➢ 掌握痴呆的定义

➢ 了解导致痴呆的主要病因

➢ 熟悉痴呆不同阶段的症状表现

➢ 熟悉痴呆对患病老人认知能力的影响

➢ 了解痴呆老人的行为是他们特有的沟通方式

➢ 熟悉痴呆老人容易发生的躯体健康问题

痴呆是造成老年人丧失行动能力、生活无法自理的主要原因。随着病程的发展，痴呆老人的认知能力将逐渐衰退，继而影响到他们的生活能力，从刚开始时需要旁人少量的帮助，发展到最终需要不间断的照顾；而并存的行为和精神症状又增加了照护压力。

从事养老服务的护理人员都需要熟悉和掌握痴呆的相关基础知识，并深切理解疾病给痴呆老人带来的影响，从而能够在工作中理解和体谅老人，并为他们提供良好的照顾、护理和支持。

第1节　痴呆综合征

一、痴呆的定义

痴呆不是正常衰老的一部分，也不是单一的一种疾病。

痴呆的全称为"痴呆综合征"，是由脑部疾病所导致的一系列以记忆和认知功能损害为特征的综合征。它通常具有慢性和进行性的特征，患者出现多种高级皮质功能的紊乱，其中包括记忆、思维、定向、理解、计算、学习能力、语言和判断功能等认知功能的障碍。患者的意识是清醒的，但认知功能受到损害并持续恶化，足以影响患者的工作和生活能力。"痴呆综合征"是目前的医学习用名称名词，其规范名词及简称为"痴呆"。

根据发病时间的不同，痴呆又可分为晚发性痴呆和早发性痴呆。晚发性痴呆通常是指65岁以后发病，但由于部分国家（包括中国）将60岁及60岁以上的人群划分为老年人，因此国际阿尔茨海默病协会和世界卫生组织已将晚发性痴呆的起始年龄提前至60岁。晚发性痴呆的患病人数占总量的95%以上。由于绝大部分患者都是60岁以上的老人，因此晚发性痴呆也被称为"老年期痴呆"或"老年痴呆症"。

虽然"痴呆"是医学规范名词，但不可否认的是，如果不了解痴呆的疾病知识，仅从字面上看，这两个字容易有负面含义，可能会导致耻感和歧视。因此，亚洲其他使用汉字的国家和地区的政府及民间组织陆续对"痴呆"进行了更名。

◇ 中国台湾地区在2001年，将痴呆改为"失智症"。

◇ 日本在2005年，将痴呆改为"认知症"。

◇ 中国香港地区在2010年曾经提出以"脑退化症"来替代痴呆。2012年又提出以"认知障碍症"取代痴呆。目前这一新名词已正式启用。

本教程将采用目前的医学标准命名，即"痴呆"，以保持学术规范性。

二、痴呆患者和痴呆老人的定义

痴呆患者泛指所有患有痴呆综合征的人群，其中包括在60岁以前发病、占总数3%～5%的患者人群。

痴呆老人特指患有痴呆综合征、年龄超过60岁（含60岁）的老年人群，大约占患者总数的95%以上，是需要照顾的主体人群。

在本课程中，凡已出现过"痴呆老人"字样的各个章节，接下来的内文将适当以"老人"作为"痴呆老人"的简称。

需要说明的是，本课程适用的照护对象并不仅限于60岁以上的痴呆老人，大多数的照护原则同样适用于60岁以前起病的痴呆患者。

三、导致痴呆的病因

医学研究显示，有一百多种病因可能导致患者出现痴呆症状。当老人出现痴呆症状，必须由专业医师进行全面的检查和评估，来确定到底是什么原因导致老人出现了这些症状。

根据发病原因的不同，痴呆主要可以分为四大类：

第一类是神经退行性病变引起的痴呆，主要包括阿尔茨海默病、路易体痴呆、额颞叶痴呆、帕金森病痴呆等等。其中，阿尔茨海默病是最常见的痴呆类型，占所有痴呆的 60% 以上。

第二类是血管性痴呆，泛指由于血管因素造成的痴呆，包括脑卒中、脑梗死所导致的患者智能的退化。血管性病变是导致痴呆的第二大病因。

第三类是混合型痴呆，也就是血管性痴呆与阿尔茨海默病或者其他神经退行病变痴呆的混合型。

第四类是由其他原因造成的痴呆，比如，中枢神经感染、脑外伤、脑肿瘤、药物中毒、维生素 B_{12} 和叶酸缺乏、过量饮酒等等所导致的智能退化。

1. 阿尔茨海默病

阿尔茨海默病是最常见的痴呆类型。这是一种进行性的脑部神经退行性疾病，它破坏患者的记忆及其他重要的认知功能，导致患者出现持续的智能减退和行为能力的异常，严重影响患者的日常生活和社会功能。

由于神经元的变性，阿尔茨海默病患者的大脑会出现两种典型的病理性改变——β- 淀粉样斑块和神经原纤维缠结。阿尔茨海默病会导致神经元之间的连接中断、大量神经元的死亡和脑组织的损失。患病期间，大脑皮质会出现广泛的弥漫性的萎缩，大脑逐渐失去正常功能（见图 2-1）。

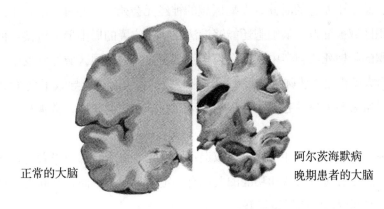

正常的大脑　　　　　　　　　　　　　　阿尔茨海默病晚期患者的大脑

图 2-1　正常的大脑和阿尔茨海默病患者大脑的对比

短期记忆显著下降是阿尔茨海默病常见的早期临床表现；随后的症状包括判断力受损、定向障碍、思维混乱、行为改变、语言表达困难、吞咽和行走困难等等。

阿尔茨海默病患者被诊断出病情后，平均生存时限是（5.9±3.7）年，但也有生存期达到 20 年的个别病例。

知识链接

阿尔茨海默病的发现

阿尔茨海默病是由德国精神科医师阿尔茨海默于 1906 年首先报告的。

那一年，在德国的一次精神病学会议上，阿尔茨海默医生公布了一位 51 岁已婚妇女奥葛斯特·蒂的病历。奥葛斯特有严重的记忆障碍，毫无根据地怀疑丈夫的忠诚，讲话困难并且很难理解别人对她说的话。她的症状迅速恶化，短短几年就卧床不起，最后在 1906 年的春天因为褥疮和肺炎导致的重度感染去世。

通过对奥葛斯特大脑的仔细研究，阿尔茨海默医生惊奇地发现，她的大脑皮质已经严重萎缩；在显微镜下，坏死的脑细胞和异常的沉积物充满了大脑四周。

阿尔茨海默医生在会上发表了他对奥葛斯特的研究结果，并于 1907 年被收录进了医学文献。1910 年，这种疾病被医学界正式命名为阿尔茨海默病，英文为 Alzheimer's Disease，简称 AD。

2. 血管性痴呆

由脑血管病变引起的痴呆，统称为血管性痴呆。

当脑梗死、脑卒中发生的时候，发病区域的神经元会死亡，并且不能再生。如果大脑只有单一的小面积区域被摧毁，脑细胞还能够设法在损坏位置的周围形成链接；但是，如果重复地发生小面积的脑梗死或脑卒中，那么损伤就会在大脑的不同区域经常发生，影响到患者的认知功能。当大脑再也无法弥补这种面积越来越大的损害时，就导致了全面痴呆。

血管性痴呆常表现为急性起病，病程呈波动性和阶梯式的发展，常常与反复发作的脑血管病相关。

和阿尔茨海默病患者的认知功能全面减退不同的是，血管性痴呆患者的认知能力是部分或斑片状减退的。患者对自己认知功能的变化有一定的自知力，而且判断力、理解力、抽象思维能力在较长时间内仍然能保持良好。

血管性痴呆患者在早期就有可能出现步态不稳的现象，常见的其他躯体症状包括吞咽困难、尿失禁、经常失足跌倒、失语等。

血管性痴呆的发病时间和血管病变、脑卒中的发生时间相关。根据统计，血管性痴呆的发病时间总体上要早于阿尔茨海默病的发病时间，某些患者在 50 多岁就开始发病了。

3. 额颞叶痴呆

额颞叶痴呆是以额颞叶萎缩为特征的痴呆类型，也是比较常见的神经变性痴呆之一。额颞叶痴呆患者的大脑皮质出现的是局部萎缩，主要集中在额叶的前方和部分的颞叶。

额颞叶痴呆的患者在 50 ~ 60 岁就可能已经出现症状，表现为人格的变化及语言等功能障碍，如自制力丧失、好冲动、不修边幅、情感淡漠、食欲亢进、讲话重复而刻板，等等。

额颞叶痴呆的病程在 5 ~ 12 年。

4. 帕金森病痴呆

帕金森病是一种常见于中老年人的神经系统变性疾病，多发生于 50 岁以上的中老年人。患者主要表现为动作缓慢，手脚或身体的其他部分发生震颤，身体失去灵活性，变得僵硬。

帕金森病起病缓慢，病程长，平均病程为 13 年，最长可达 30 年。一部分患者随病情发展而出现痴呆症状。根据医学报道，有 15% ~ 20% 的帕金森病患者会发展为痴呆，也就是帕金森病痴呆。

帕金森病痴呆的认知障碍主要表现为：注意力不集中、记忆障碍、计算能力下降、视空间技能障碍、语言改变、抽象思维能力下降、判断力差，等等。此外，帕金森病痴呆患者还可能出现抑郁、幻觉、错觉、谵妄、妄想等精神症状。

5. 路易体痴呆

路易体痴呆也是较常见的神经变性型痴呆，因科学家弗里德里·H. 路易发现在脑干和大脑皮质中分布的一种异常的蛋白质沉积而得名。

路易体痴呆典型的特征是注意力和执行功能缺损，在疾病的早期并不一定表现出突出的记忆障碍。患者的认知功能（尤其是注意力和警觉性）呈波动性的变化。患者容易出现幻觉（尤其是幻视），看到并不存在的人、物或者动物。另外，路易体痴呆患者还会出现和帕金森病患者类似的震颤、肌肉僵硬和动作缓慢的症状，容易跌倒。

6. 混合型痴呆

具有显著的阿尔茨海默病和另一种类型痴呆（最常见的是血管性痴呆）的特征，但也有可能出现与其他类型痴呆的混合特征，比如阿尔茨海默病与路易体痴呆的混合型等。

7. 乙醇相关性痴呆

这种类型的痴呆是与过度饮酒和由于不良饮食习惯和肝损害所导致的维生素 B_1 缺乏相关的，其发病时间往往是在患者大量饮酒的若干年后，可发生于任何年龄段。主要症状表现为记忆力减退，社交能力、计划能力、组织能力和判断力受到损害，平衡能力也受到影响。患者会出现虚构症状，还可能存在多发性神经炎。

乙醇引起的认知损害是永久性的，但患者如果停止饮酒并服用维生素 B_1，大脑的某些区域也会显示出某些改善。

四、大脑的功能

脑是人体最重要的器官，它位于人体头部的颅腔内，指挥着人体各器官的活动。脑可分为大脑、小脑、间脑和脑干等几个部分，它们之间有着严格的分工，分管着人体的各种思维、感觉和运动。

脑的最高级部位是大脑，大脑占据了整个头颅中最大的空间。大脑的外形有点像核桃仁，人们通常把它分为左右两个部分，每一部分都被称为大脑半球。每个大脑半球交叉支配着身体的对侧部分，即右侧大脑半球支配左侧身体的运动和感觉，左侧大脑半球则支配右侧身体的运动和感觉。

大脑表面有一层独特的褶皱，被称为大脑皮质。大脑皮质以粗褶皱为基准分为额叶、顶叶、枕叶和颞叶四个区域。身体各部分的运动和感觉等功能在大脑皮质都有特定的管理区域，如运动区位于额叶后部，体觉区（触、压、冷、热等感觉）位于顶叶前部，视觉区在枕叶后部，听觉区在颞叶上部。

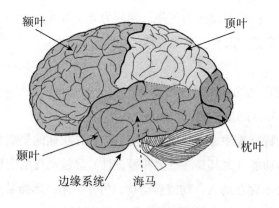

图 2-2　大脑不同区域

大脑不仅是运动和感觉的"司令部"，更重要的是思维和意识活动的器官，这是人类在漫长的历程中逐渐进化和发展形成的。人类的大脑是认识客观世界不可缺少的物质基础。通过大脑，人类不仅能直接根据个人的经验来认识世界，而且还能够通过语言、文字的交流，从他人的经验中学习和思考。人脑的这些特点区别于其他一切动物，所以人类也被称为"万物之灵"。

痴呆是由于大脑损伤而引起的，因此有必要对大脑不同区域的功能有一个基本的了解。

1. 额叶

额叶负责人类的高级认知功能，比如制订计划、组织、判断、决策、对外界做出恰当回应，以及控制自主运动。一旦额叶受到损伤，就意味着患者的学习、思考和做事能力下降，无法正确进行判断，也无法对外界刺激作出正常反应。

2. 颞叶

颞叶就像大脑的数据库，负责信息的记忆、储存和分类归档。颞叶同时还负责人的听觉和语言识别。一旦颞叶受到损伤，则意味着患者会出现记忆障碍、听觉障碍、语言理解能力变差。

3. 顶叶

顶叶负责躯体感觉、空间信息处理、视觉信息和体感信息的整合。

每个人的大脑都有两个顶叶。对于先天惯用右手的人来说，左侧的顶叶就是优势顶叶，右侧的就是非优势顶叶。

优势顶叶是逻辑和分析中心，负责处理和次序、结构相关的语言理解、计算等事务。优势顶叶还负责提供体感信息，比如左右手分别应该干什么。一旦优势顶叶受损，则意味着患者无法用语言正常交流，也失去计算能力。

非优势顶叶的功能是帮助人类确定自己的空间位置和三维意识。一旦非优势顶叶受损，患者将无法确定自己、他人或物体在空间内的位置。

如果两个顶叶都受损，患者将无法识别人、物体或环境（失认），也无法执行某项计划或任务（失用）。

📌 知识链接

失　认

失认是指识别功能的减退。痴呆患者在感觉功能依然保存的时候，却不能识别或确认物体。比如，患者的视觉是正常的，但不能识别像台阶、椅子这样的物体，甚至不能识别家庭成员；有的患者看到自己镜子里的影像，却不能识别那其实就是他们自己。又如，他们的触觉可能是正常的，但是不能光靠触觉来识别手中的物体，比如碗筷和杯子。

失　用

失用是指执行运动的功能减退。痴呆患者虽然还保存运动能力和感觉功能，而且也能理解需要完成的任务，但是他们执行运动的能力是受损的。比如，有些患者无法梳头、穿衣；有些无法书写、绘画等等。

失　语

失语是指由于大脑皮质的语言功能区病变所导致的语言和表达能力的丧失，随着病程的发展，痴呆患者会逐渐表现出语言功能障碍，直到最后完全失去语言能力。

---

4. 枕叶

枕叶主要负责处理视觉信息。虽然眼睛是接受视觉信息的器官，但需要枕叶对视觉信息进行诠释。一旦枕叶受损，则意味着患者可能会在识别人或物体时发生困难，而某些患者会出现幻视。

5. 边缘系统

边缘系统位于大脑深处，在连接情感、行为和记忆方面起着重要的整合作用。

一旦边缘系统受损，患者的记忆力会下降，无法保持正常的情感反应，比如不知道怎么样来控制恐惧或愤怒。边缘系统受损还可能影响到患者的睡眠和饮食模式，比如有的患者虽然已经饿了，但因失去正常的饥饿感，导致不思饮食。

海马是大脑边缘系统的一部分，位于颞叶的内侧。由于这个部位的弯曲形状和海马相似，因此被称为海马体。人有两个海马体，分别位于左右脑半球。

海马体的主要功能，是分管人类近期的主要记忆。海马体接收来自大脑皮质的各种感官和知觉讯息而形成记忆。我们日常学习、工作和生活的短期记忆都储存在海马体中。如果一个记忆片段在一段时间内被重复提及，海马体就会将这个记忆片断转到大脑皮质储存起来，成为长期的记忆。

在阿尔茨海默病中，海马是首先受到损伤的区域，主要表现为短期记忆力的衰退。

五、痴呆的患病率及预后

1. 痴呆的最大风险因素是高龄，因而各国 / 地区的痴呆患病率因老龄化程度不同而有所差异。但总体来说，年龄越大，患病率越高。65 岁以上的人群每隔五年患病率就会增长一倍。80 岁老年人的患病比例接近 15%，而 85 岁以上的老年人患病率将达到 30% 左右。

2. 阿尔茨海默病是最常见的痴呆类型，占所有痴呆总人数的 60% 以上。

3. 目前，阿尔茨海默病和绝大多数类型的痴呆都不可治愈，也无法逆转病程的发展。

4. 阿尔茨海默病患者被诊断出病情后，平均生存时限是（5.9±3.7）年，但也有生存期达到 20 年的病例。

5. 女性罹患阿尔茨海默病或其他类型痴呆的风险要高于男性。这可能与女性的平均寿命高于男性有关。

6. 据 2013 年发布的统计数字估计，我国在 2010 年大约有痴呆患者 919 万人，65 ~ 69 岁年龄段痴呆患病率为 2.6%，95 岁以上老人痴呆患病率达 60.5%。

第 2 节　病程的发展与症状表现

一、痴呆的分期

阿尔茨海默病和其他绝大多数类型的痴呆都是渐进发展的，患病老人的认知功能、生活能力和身体功能随着病程的发展而不断衰退。虽然老人的症状会表现得时好时坏，但总体来看，他们的能力是在不断下降的。

医学上对于痴呆有几种划分阶段的方法，常用的方法是将痴呆分为早期、中期和晚期。这三个阶段只是一种大致的划分方法——某些患病老人可能迅速衰退，某些则可能衰退得较慢。需要注意的是，并非所有痴呆老人都会表现出全部的症状。每位痴呆老人大脑受损的区域和程度都有所不同，这就意味着老人虽然有很多共性症状，但同时每一位老人也都是独一无二的，需要个性化的对待和照顾。

二、各阶段的症状表现

1. 早期阶段

痴呆的早期阶段，也就是疾病的轻度阶段，可能会延续 1～3 年，或者更长的时间。早期的症状经常被忽视，因为家庭成员和朋友（有时候也包括专业人员）会将老人记忆力或情绪行为的改变认为是正常老化的表现。由于痴呆逐渐缓慢发病，因此难以明确界定老人到底是什么时候开始发病的。

在这一阶段，常见的症状表现有：

（1）很难想起近期的事情和谈话；

（2）很难记住月份或星期；

（3）容易忘记子女、孙辈和配偶的生日，但经提醒还能记起来；

（4）容易忘记和亲友约好的事情；

（5）做饭和购物变得越来越困难；

（6）容易遗失物品；

（7）把物品放错位置，而且想不起来到底把这些东西放到哪里了；

（8）在原本熟悉的环境中也可能迷失方向（比如忘记从超市回家的路）；

（9）判断力差，难以做出明智决定；

（10）做决定时犹豫不决；

（11）失去财务管理的能力；

（12）有时穿错衣服；

（13）出现忽视个人形象和个人卫生的现象；

（14）对社交活动表现冷漠，或者干脆置身于社交环境之外；

（15）伴随出现情绪变化和焦虑等一些精神症状。

2. 中期阶段

痴呆的中期阶段，也就是疾病的中度阶段，老人表现出的问题将更加明显，而且其生活能力也随之更受限制。这一阶段的老人常伴有行为和精神症状。中期阶段可能会延续 2 ~ 5 年的时间。

在这一阶段，常见的症状表现有：

（1）出现比较严重的记忆混乱和记忆丧失；

（2）忘记家庭住址；

（3）忘记亲友的姓名；

（4）记不住年月日；

（5）不能分辨地点，容易迷路走失；

（6）语言表达和理解更加困难；

（7）有时会无法辨认家人和朋友；

（8）有时不认识镜子里自己的影像；

（9）不能独立完成很简单的家务劳动；

（10）出现明显的生活障碍，比如，无法独立洗漱、穿衣、吃饭、如厕等等；

（11）丧失阅读、写作和计算能力；

（12）身体平衡和协调能力下降；

（13）行为症状突出，情绪容易波动；

（14）某些老人表现出本能活动亢进，比如当众暴露性器官或者不当接触异性。

在疾病的中期阶段，老人已经需要有人随时陪伴和照顾了。

3. 晚期阶段

痴呆的晚期阶段，也就是疾病的重度阶段，老人将丧失记忆和绝大部分的认知能力，也完全失去个人日常生活的能力。晚期阶段可能延续 1 ~ 3 年的时间。

这一阶段的常见症状表现有：

（1）忘记自己的姓名和年龄；

（2）不能辨认人、地方和物体；

（3）逐渐丧失行走的能力；

（4）肌肉可能萎缩；

（5）吞咽可能困难；

（6）可能发生痉挛；

（7）体重下降；

（8）大小便失禁；

（9）呻吟或者哼叫；

（10）大部分时间卧床；

（11）常常会因慢性躯体疾病、营养不良或并发的肺部感染和压疮等而导致死亡。

三、痴呆的症状类别

痴呆老人在病情发展的整个过程中所表现出的症状复杂而多样。护理人员需要了解哪些症状是由疾病直接引起的基本症状，哪些是从基本症状衍生出来、或者与外部因素相互结合或相互影响而触发的二级症状。

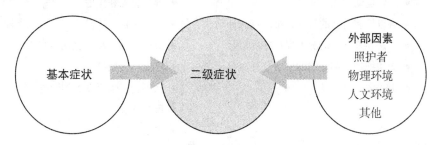

图 2-3　痴呆的基本症状和二级症状

举例说明，某位痴呆老人会出现视觉感知及判断力方面的问题，这是由于大脑受到损伤而导致的认知功能受损的基本症状。当这位老人看到镜子里的人影，以为房间里来了坏人而烦躁不安、大喊大叫，这一行为就是基本症状和环境因素相互结合而出现的二级症状。

了解和区分痴呆的症状类别，有助于护理团队更好地理解痴呆是如何影响患病老人的，针对不同的症状类别采取有效的干预方法，开发更能满足老人需要的治疗、照护和支持计划，并和老人建立起全新而持久的关系。

表 2-1　痴呆的基本症状和二级症状

	基本症状	二级症状
说明	由于大脑病变直接造成的认知和功能障碍症状群	• 受基本症状的影响而衍生出的症状群 • 基本症状和外部因素（如照护者因素、物理环境和人文环境因素等）相互结合或影响而触发的症状群，主要表现为行为和精神症状

续表

	基本症状	二级症状
主要表现	• 记忆力逐渐衰退 • 判断及思考能力逐渐衰退 • 执行能力逐渐衰退，无法有条理地处理复杂的事情，也无法按照正常的顺序来完成一件事情 • 语言表达和交流能力衰退 • 逐渐失去对时间、空间、人物关系的概念 • 逐渐失去对空间、位置、方向的的辨别能力 • 视觉、味觉、嗅觉等感知能力变差 • 生活能力逐渐衰退 • 躯体运动功能下降 • 难以控制自己的行为，难以克制冲动 • 无法在复杂的情况下保持冷静 • 无法把现实和虚幻的事情分开 • 失去主动性	受基本症状的影响而衍生出现的症状表现： • 逐渐失去自我照顾的能力，比如穿衣、吃饭、洗澡、大小便等 • 妄想 • 易焦虑和急躁 • 抑郁 基本症状与外部因素相互作用而导致的症状表现： • 在生活上越来越依赖他人 • 退缩，不愿意参加活动 • 迷失方向 • 容易急躁和焦虑 • 拒绝进食，洗澡，穿衣服或参加活动 • 抗拒护理，甚至表现出好斗 • 淡漠，无精打采 • 从不安、烦躁发展到激越 • 反复呼喊 • 失眠 • 游荡 • 从居所"逃离" • 打扰其他人 • 药物副作用导致的淡漠或激越
干预方法	• 诊断，定期的医疗评估 • 恰当的药物治疗	• 良好而恰当的照顾，以适应痴呆老人能力的变化和日常生活的需要 • 舒适、安全、熟悉并具有支持性的环境，减少痴呆老人的迷糊和困惑 • 充满友爱、关怀、理解和尊重的人文环境

四、轻度认知损害

痴呆并非一夜之间发生。它是一个长期渐进发展的过程。在正常老化和早期痴呆之间存在一个过渡阶段——"轻度认知损害"（mild cognitive impairment，简称 MCI），是指老人出现记忆和某些认知功能退化，但是老人仍然能够维持正常的生活功能，并且不符合痴呆的临床诊断标准。

一般来说，轻度认知损害所引起的认知缺损可以用其他方法弥补。比如，如果老人记忆力差，可以用日历和记事簿记事，以确保日常生活整体不受影响。也就是说，痴呆与轻度认知损害的主要区别在于认知缺损的程度不同，而且轻度认知损害没有造成老人生活功能上的缺失。

轻度认知损害的老人未来发展为痴呆的概率，比认知功能正常的老人要高出 5 ~ 10 倍。相当一部分有轻度认知损害的患者其实是处于痴呆的极早期。研究指出，每年有 10% ~ 15% 的轻度认知损害患者会发展为痴呆，其中绝大部分是阿尔茨海默病；而 5 年后，有一半的轻度认知损害患者会确诊为痴呆。

虽然目前还没有药物可以预防轻度认知损害向痴呆的演变，但是对轻度认知损害的老人进行追踪观察，可以发现向痴呆转变的时间点，从而使老人可以及时地得到诊断和治疗。此外，也有研究表明，对轻度认知损害的老人进行生活辅导，开展认知训练，在一定程度上可以推迟未来发展为痴呆的时间。

第 3 节　痴呆对老人认知功能的影响

认知功能受损是痴呆的基本症状。随着病程的发展，患病老人的认知功能将逐渐全面衰退，包括记忆力、语言表达能力、推理能力、抽象思维能力、判断力、注意力、执行能力、感知能力等等。认知能力衰退，会直接导致老人生活能力的下降，并有可能引发行为和精神症状。

一、记忆力衰退

记忆就像一个温暖的家，珍藏着一个人一生最宝贵的经历和关系——读书、工作、恋爱、婚姻、生儿育女、亲情、友谊等等。记忆让生活具有延续性，帮助人们把所有的关系网串联在一起。凭借记忆，人们能够学习、工作和生活，记得自己要做什么以及怎么做；凭借记忆，人们也逐渐形成自己的习惯、原则和观念。记忆让每一个人都独一无二、无可取代。

但是，记忆往往是痴呆最初开始攻击的对象。

老人最初的记忆问题，通常是短期记忆障碍。老人容易忘记最近发生的事情，而且事后很难再回想起来。不过，老人的远期记忆在这个阶段还是保留得不错，记得住很久以前发生过的重要事情。所以，他们有的时候会讲述很多年前发生的事情，来掩饰自己的记忆问题。

到了痴呆中期阶段，老人的记忆问题会变得更加糟糕。短期记忆的衰退，意味着老人不再能够像过去那样读书看报、看懂提示，也不能像以前那样把想法写下来。老人的日常生活能力会下降，可能连刷牙、吃饭、洗澡这样简单的事情也需要他人的帮助。在这一阶段，老人的远期记忆也将受到疾病的损害。随着记忆力下降，老人可能会虚构故事，无法辨认亲人，甚至觉得配偶或孩子是陌生人。

在疾病的晚期，老人的大脑已经遭受到严重损害，老人会发生记忆错乱，无法理解他们所看到的一切，甚至不再记得自己是谁。

记忆对人的生活如此重要，而丧失记忆会给老人带来强烈的迷糊和恐惧感。只有理解这种感受、同情老人的处境，护理人员才能在照护过程中给予耐心和支持。

二、语言和交流能力衰退

语言是人与人之间交流的最重要的方式。但是，痴呆会逐渐地摧毁一个人的语言能力。

痴呆老人的语言沟通能力是逐渐下降的，不同疾病阶段有不同的特点。

最早的表现是语言表达不如以前丰富。有的老人过去能够出口成章，现在却只能简单地发言。有的老人经常想不出某个词语该怎么说，哪怕是很简单的用词，因此他们会经常用"这个……"或"那个……"来替代他们想要说的某个词，还有可能用其他说法来替代，比如，老人想不起来"冰箱"怎么说，可能就会说"放吃的东西的地方"。

除去措词之外，老人的语言组织能力也在下降。他们可能在谈话中间发生停顿，不知道如何继续，或者不断重复已经讲过的话。这样就导致老人和其他人的交流发生障碍。

此外，痴呆会导致某些人的第二语言能力下降。比如，某位老人的母语是上海话，后来又学习了普通话；但在罹患痴呆以后，老人就有可能说不好普通话了。

进入中期后，老人表达想法也会变得很困难。老人有时候知道自己想要什么，但就是表达不出来。老人会为此感到尴尬，并且有一种受挫感。某些老人因为这个原因会变得退缩、不爱说话；某些老人则会发脾气，埋怨是别人造成了这种问题。

再往后，老人的语言会变得很简短，用词丢三落四。中后期老人的语言可能已经没有意义，令人难以理解了。

到了疾病晚期，老人会彻底丧失语言能力，交流只能依靠几个简单的词和手势。护理人员如果想用语言和老人交流，效果会非常差，必须借助于其他的方法，比如，依靠眼神、手势，以及身体的接触来表达。

三、推理能力下降

推理是一种把事情搞清楚的能力。但是，随着痴呆的发展，老人的推理能力会下降。他们开始搞不清楚这个世界发生了什么，也渐渐丧失了控制自己生活的能力。

推理能力下降，导致老人再也不可能有逻辑地去讲道理。如果有人非要和老人讲道理，或者不断地要求老人思考问题，只会让老人更迷糊，感到强烈的挫败感，甚至有可能触发他们激烈的举动。

由于推理能力下降，老人的决策能力也受到损害。你想做什么？你想穿什么？你想去哪里？你想吃什么？你想看什么表演？能开车吗？这些日常的生活事务，都需要依靠推理能力来完成。但是，由于推理能力受损，导致老人对很多事情都很迷糊。如果老人总是被要求做出选择，老人就会变得不知所措。

四、抽象思维能力衰退

我们依靠抽象思维能力，来处理生活中并不具体的事情。很多我们觉得理所应当的事情都是抽象的，比如时间、数字、方向、人与人之间的关系，等等。

抽象思维能力在疾病的早期就已经开始被破坏。很多抽象的观念对老人来说已经没有意义了。

抽象思维能力下降，对老人生活会带来这样的影响——

1．一切都在当下。时间和顺序都没有意义了。老人认定了"这里"和"现在"，对过去和未来的概念逐渐模糊。

2．失去对人或者物体的认知。有些老人会叫错人，有些老人再也看不懂电器说明，有些老人则失去计算和财务管理的能力。

3．失去对空间的概念。每个人的脑子里都有一幅地图，借以确定自己在这个世界、这个地区、这个城市，以及这个社区的位置。但是，由于空间想象这种抽象思维能力的衰退，老人再也没有办法把"这里"和"那里"联系在一起。因此，老人经常不知道自己身处何方，很容易就迷路了。

五、判断力下降

判断力是我们借以判定事情状况的思维能力。在痴呆的早期，老人的判断力就会受到损害。

对于老人来说，判断力下降会让老人的安全受到影响。当判断力下降时，老人就会意识不到生活中的很多事物是会给自己带来危险的。比如，腐败的食物不可以再吃，厨房的刀具容易伤人，过马路不走人行横道、不看红绿灯是可能酿成车祸的，等等。当老人意识不到这些问题时，一旦护理人员不注意加强安全防范，就会给老人的生活带来危险。

判断力下降，会让老人丧失谨慎意识和自制力。某些老人会变得冲动，做事情不考虑后果。有时候会借钱给不相干的人，或者不当处置自己的财产；有时候可能想继续从事某些复杂的工作，比如，骑自行车外出、使用电器、摆弄刀具，甚至上班。而且，老人再也不会平心静气地讨论这些问题了。

判断力下降，也会让一些老人无法控制自己的言谈举止。从小到大，我们逐渐学会要尊重他人，待人要有礼貌；但是，这些社交礼仪会随着痴呆病情的发展而被遗忘。由于丧失判断力和记忆，老人无法判断自己的言行会对别人产生什么影响。他们会突然说一些冒犯他人的话，或者做出冒犯他人的事，却根本不会意识到自己可能已经伤害到了对方。

六、注意力下降

注意力是保持精神集中的能力。我们依靠注意力来做好一件事情。而痴呆老人的注意力，会随着疾病的进展而退化。老人再也不能专心地只做一件事了。他们很容易分神，注意力很快就从一件事情转移到另一件事情上去了。

这会给护理人员带来很多困扰，因为很多事情必须在一天内完成。老人每天都要洗漱、穿衣、吃饭。一旦丧失了注意力，老人就很难再独立、迅速地完成这些日常事务了。

七、条理性变差

大脑控制着我们执行任务的能力，让我们能够有目标、有计划、有条理地完成一项任务。但是，痴呆老人执行任务的条理性会变差。他们可能会失去行动目标，做事情的顺序可能会前后颠倒，最终的结果可能跟预期的大相径庭。比如，做菜的时候步骤混乱，错放调料；洗衣服的时候忘了用洗衣粉或肥皂等。由于条理性变差，老人再也不能很完整地完成某项任务。就算还能做一些事情，但很容易偏离轨道而出错。

不过，虽然老人不能完整地规划、组织和执行一项任务，但是他们仍然保留做事的能力，尤其是那些不需要思考就能完成的事情。护理人员要善于发现老人的这些能力，鼓励他们做一些力所能及的事，让老人感觉自己的生命仍然有价值。

八、感知能力衰退

我们通过视觉、听觉、触觉、嗅觉和味觉，去感受周围的每一样事物，去了解这个世界。但是，由于痴呆对大脑特定部位的影响，会导致老人逐渐丧失感知能力。

感知能力衰退会导致老人在感觉和分辨事物方面经常犯错。比如，失去辨别食物冷热的能力，对气温变化不敏感；看到地上铺的小块深色地毯，老人会觉得这是一个坑，不敢踏上去，造成行走时的障碍。

由于感知能力下降，老人会感觉无法认识并理解这个世界。一旦身处一个拥挤和嘈杂的环境，老人就会感到迷糊和惶恐。如果有人从后面或侧面接近老人，同时伴随着肢体接触或突然发问，老人就会变得不安，甚至害怕。

📌 知识链接

生活在上海浦东新区的周先生已经照顾了他患有阿尔茨海默病的妻子整整 10 年，积累了大量的照护经验。他曾经写下一篇《阿尔茨海默病患者之痛》的文章，我们一起来分享其中的片段。

阿尔茨海默病患者之痛

经常听到网友说：阿尔茨海默病患者倒是不痛苦，痛苦的是家属，是照护者。

而我的体会是：阿尔茨海默病患者是非常痛苦的，特别是早期和中期的患者。作为照护者如果能明白患者的痛苦和痛苦的原因，就会对患者多一份同情，多一份耐心，多一份照护的技巧。

根据我对我太太的观察，她所经历过的功能性的痛苦表现在下面几个方面：

◇ 视觉上表现为没有"余光"。当她的目光聚焦在某一点上的时候，对这一焦点边上，哪怕只有一寸距离的事物（包括活动的东西）也会视而不见。

◇ 没有空间距离感，只能探试；而对这种探试的反馈会越来越不靠谱。

◇ 因为没有余光，没有距离感，所以有几次在门口拐弯时，她的脸会撞在门框边上。

◇ 看到的东西可能是变形的。她有时会突然去扶静止着的东西，以为要倾倒或者要掉下来了，并经常会看到东西"坏"了。

◇ 她能感觉到痛，却不知哪里痛。比如，我轻打她左手一下，她会"啊哇"地叫一声，却用手去抚摸头。

◇ 吃东西对食物温度的适应性越来越差，稍微热一点，她会说"烫"，冷一点她会说"冰"。

每个人在日常生活中，无论要做什么事情，都会用到认知能力。但是，痴呆会让老人的认知能力越来越退化，并导致生活能力的逐步下降。刚开始患病时，老人可能还勉强能够自理；但随着病情发展，老人会越来越多地需要他人的帮助，到最后则完全不能自理。

了解痴呆如何影响患病老人的认知能力和生活能力，会帮助护理人员理解他们所看到的变化。痴呆老人每一项的生活能力下降，都不是单一某种认知功能损害造成的。举例来说，如果老人不知道怎么样才能穿上羊毛衫，护理人员就要理解，可能有以下原因造成了这种情况——

1. 记忆力受损。比如，老人可能忘了怎么穿毛衣；

2. 感知能力受损。比如，老人可能把羊毛衫看成了一块平毯，而不是一件能穿的衣服；

3. 运动能力受损。比如，老人可能不能抬起自己的胳膊伸入袖子中。

护理人员要根据老人能力的缺损情况，判断老人需要什么样的帮助。有的老人可能需要一步一步的提示——"天冷啦，您穿毛衣吧！""看，这是您的毛衣！""来，先套上袖子！"而有的老人可能需要护理人员帮她把胳膊伸进袖子、系上纽扣。

第4节　痴呆老人的行为和精神症状

一、定义

1996年，国际老年精神病学学会提出了一个新的术语——"痴呆的行为和精神症状"（英文为 Behavioral and Psychological Symptoms of Dementia，简称 BPSD），专指痴呆老人经常出现的感知、思维内容、情绪或行为紊乱的症状群。

常见的行为症状包括：激越躁动、坐立不安、游荡、丧失意志力、过度活跃、反社会行为、攻击、食欲或饮食失调、昼夜节律失调、不合礼仪的行为等等。

常见的心理和精神症状包括：情绪障碍、焦虑、激动暴躁、抑郁情绪甚至发展到抑郁症、冷漠、妄想和错认。心理和精神症状还表现在老人会出现幻觉和错觉、情绪不稳定等等。

研究表明，约有90%的痴呆老人在患病过程中会出现一种或多种的行为或精神症状（见表2-2）。

表2-2　行为和精神症状发生率

症状	老人中的发生率（%）
淡漠	50 ~ 70
兴奋	40 ~ 65
焦虑	30 ~ 50
抑郁	40 ~ 45
容易被激惹	30 ~ 45
不能自控	30 ~ 40
妄想	20 ~ 40
睡眠节律紊乱	20 ~ 25
幻觉	5 ~ 15

Richter RW，Richter BZ，Alzheimer's Disease：A Physician's Guide to Pratical Management，Humana Press，2004.

痴呆老人的行为和精神症状会给护理人员带来极大的挑战，同时也是导致出现虐待和不当约束的重要原因之一。护理人员必须了解痴呆老人行为和精神症状发生的原因，并学习和掌握预防和照护的有效方法。

二、痴呆老人的行为和精神症状与常见精神病的区别

精神病指的是大脑功能活动紊乱，导致认知、情感、行为和意志等精神活动发生不同程度障碍的疾病的总称。人们通常所说的精神病主要指精神分裂症和双相障碍（俗称"躁狂抑郁症"）。

痴呆老人在患病过程中会出现异常的行为和情绪，根源在于大脑发生的病变，其症状表现与精神分裂症和躁狂抑郁症有明显的区别（见表 2-3），从治疗和护理上首先需要意识到老人是痴呆患者，干预方式也以非药物治疗为主。

表 2-3 痴呆、精神分裂症及躁狂抑郁症的区别

	痴呆	精神分裂症	躁狂抑郁症
大脑改变	大脑发生明显的病理改变	大脑没有器质性的改变	大脑没有器质性的改变
智能改变	患者智能受损	患者智能基本正常	患者智能基本正常
患病危险人群	多发于老年人	多发于青壮年	多发于青壮年早期，有些甚至在儿童期就发病了
常见症状表现	• 重复说一件事或做一件事 • 错认，搞不清楚人物关系 • 猜疑，比如怀疑别人拿了自己的东西，或配偶有外遇 • 游荡 • 激越，坐立不安 • 抑郁 • 焦虑 • 对什么事情都失去兴趣，对外界刺激的反应淡漠 • 幻觉和（或）错觉 • 口头或肢体攻击 • 有时无法控制自己的行为 • 谵妄 • 极少数患者出现精神分裂症或躁狂抑郁症的症状	**偏执型** • 妄想和幻觉，以妄想为主；主要有关系妄想、被害妄想、疑病妄想、嫉妒妄想和影响妄想等。幻觉在妄想形成前后或同时均可出现，以内容对其不利的言语性幻听最为多见 **青春型（瓦解型）** • 兴奋、话多、言语凌乱 • 情绪波动大，容易大喜大怒大悲 • 行为怪异，如作鬼脸、玩弄粪便、傻笑、吞食非食物的物品等 **紧张型** • 紧张性木僵，患者不吃、不动也不说话 • 有时从木僵状态突然转入兴奋躁动，行为暴烈，有毁物伤人行为	• 情绪持续高涨或容易被激惹 • 言辞过分自诩和夸大 • 联想增速或主观体验思绪奔逸 • 注意力易于转移或被分散 • 目的性活动增多或言语运动性兴奋 • 无节制地取乐而不计后果，行为冲动 • 睡眠减少 • 性欲亢进 • 有时感到极度无助，对家庭和工作均丧失兴趣 • 有时狂躁和抑郁两类症状可同时或交替出现

鉴于痴呆与常见精神病的不同，国际老年精神病学学会特此提出了 Behavioral and Psychological Symptoms of Dementia（BPSD）这一学术名词，用于定义痴呆老人的行为和精神症状。

三、理解痴呆老人的行为语言

护理人员需要理解的是，痴呆老人的行为是他们特有的一种沟通方式，包括在护理过程中他们的反应。

比如，某位老人一再拒绝某种食物，可能意味着老人不喜欢它，护理人员只需要更换食物，就有可能消除这种行为。但如果这种行为仍然存在，则可能是老人存在口腔问题或吞咽困难，就需要医生的专业评估。

再如：如果某位痴呆老人在护理人员为他洗澡时表现得不快和抗拒，可能是因为老人被脱掉衣服而感觉受到了攻击。

护理人员需要牢记的是，痴呆老人的行为和情绪状态是他们最为常见的沟通方式，因为他们已经不能再用正常的方式来清楚地表达自己的需要。

比如，某位痴呆老人抗拒穿衣服并且发出痛苦的叫声，可能是因为老人的关节炎引起了疼痛，但老人却已经无法用语言来表达这种疼痛和不适。

本课程的第9章和第10章将详细讲解如何理解和应对痴呆老人的行为和精神症状，并为他们提供良好的照顾。

第5节　痴呆老人常见的躯体健康问题

痴呆老人和其他人一样，都可能会出现某些躯体健康问题。由于认知功能受损，他们往往无法清楚地描述病情和不适。因此，痴呆老人的躯体健康问题有可能导致他们更多的迷糊和行为的改变。护理人员要随时留意老人是否出现了某些患病的迹象，并向医生清楚地描述所发现的问题。

一、感冒

痴呆老人比正常人群更容易得感冒，因为有时老人不知冷热，如果没有穿着合适的衣物或得到很好的照顾，老人就有可能感冒。由于受到疾病的影响，他们不一定能说出来自己其实已经感冒了。但护理人员可以通过一些迹象，来判断老人是不是可能得了感冒。这些迹象包括发热、寒战、疼痛、心烦意乱、呕吐、咳嗽和呼吸困难等。

如果老人出现上述症状，护理人员需要及时带老人找医生进行诊断。

二、发热

发热指的是一个人的体温升高，超出正常范围。痴呆老人发热有可能是以下原因引起的：

1. 细菌导致的感染；

2. 身体脱水；

3. 中暑；

4. 便秘。

护理人员为老人测量体温时，需要使用电子体温计，而不要使用最常用的玻璃水银体温计，避免老人咬噬体温计，或者不小心把体温计摔碎。

痴呆老人适合采用腋下测温的方式。但如果老人无法夹紧温度计，或无法坚持 10 分钟的测温时间，护理人员可采用耳道温度计（耳温枪）来测量体温。

三、跌倒

痴呆老人是跌倒的高风险人群。造成痴呆老人跌倒的原因中，有些来自于老人自身，有些则是环境因素造成的。

痴呆老人的神经受损造成其感觉能力和运动功能下降，老人可能会出现行走困难，很难保持身体平衡。此外，痴呆老人对深度的感知可能也会有所变化。比如，当一位老人从地毯上走向瓷砖地面时，可能会像下台阶一样试图向下跨，这样老人就很有可能跌倒。

导致老人跌倒的环境风险因素包括：

1. 环境模糊混乱；

2. 缺乏充分的环境提示；

3. 鞋子穿着不当；

4. 老人使用的辅具或设备不安全；

5. 缺乏稳固的家具或扶手来帮助老人保持平衡；

6. 地面不平整，光滑或刺眼；

7. 室内或室外照明不佳；

8. 天气因素，比如，雨雪天造成的路面湿滑，暑天造成的老人中暑虚脱。

使用特定药物也会增加跌倒的风险，比如某些药物的毒副作用可能会导致老人出现疲劳或意识模糊、知觉混乱、头晕和肌张力改变。当医生考虑给痴呆老人使用新的药物或更改药物的时候，需要非常慎重。

注意：安眠药、镇静剂、抗焦虑药、麻醉药和某些抗高血压药物等可能增加老人跌倒的风险。

护理团队可以从改进照顾方法和降低环境风险因素这两方面入手，尽可能地防止老人跌倒。比如，当老人需要走动、穿衣、如厕和移动时，护理人员要及时提供帮助；清理环境中容易绊倒老人的杂物，拿掉小块的地毯，在卫生间和浴室安装扶手，让老人穿着结实防滑的鞋子，改善照明等等。

护理人员需要了解，帮助痴呆老人保持身体活动能力是十分重要的，应该鼓励老人进行身体活动。老人越是不动，就越可能跌倒受伤。护理人员可以陪伴那些尚能安全运动的老人有规律地进行锻炼或散步，这样可以维持或改善他们的功能、姿势和平衡。

一旦老人发生跌倒，护理人员必须第一时间上报，而不能忽略这个现象。护理团队需要对跌倒事故进行评估，以确定发生跌倒的原因，以便在之后的照护工作中防患于未然。

四、脱水

我们的身体必须有足够的水分才能运转正常。如果一个人生病了，或者没有摄入足够的水分，就有可能发生脱水的问题。

痴呆老人由于认知功能和躯体功能的衰退，有的可能忘记要喝水，有的可能无法确切表达自己想喝水的需要，有的可能失去口渴的感觉，有的可能发生吞咽困难，有的可能因为生病导致身体水分的大量流失……诸如此类的情况，都会让痴呆老人有更高的脱水的风险。

因此，护理人员必须很清楚地了解痴呆老人每天需要的水量，并确保老人能充足摄入。此外，由于老人很难表达自己的需要或不适，护理人员需要观察老人是否出现了脱水的迹象（如口干、头晕、出现幻觉和心动过速等等），以便随时提供必要的帮助。

五、便秘

痴呆老人容易因为下列原因，出现便秘的问题：

1. 身体不怎么活动，运动量少；
2. 水分摄入过少；
3. 某些药物的副作用；
4. 吃的食物不利于排便。

有关便秘的护理方法，请见本书第 7 章内容。

六、腹泻

痴呆老人由于吃坏东西或某些身体健康原因会引起腹泻。另外，一些药物也有可能引起腹泻。

当老人发生腹泻的时候，护理人员需要报告护理主管和医生，并为老人补充水分。

七、失禁

失禁是指一个人无法控制小便和大便。虽然失禁有可能发生在痴呆的任何一个阶段，但更多地会出现在疾病的中期和晚期。

护理人员如果发现痴呆老人出现失禁的情况，务必及时告知医生。某些导致失禁的因素是可以通过治疗来控制的，比如尿道感染、前列腺肥大或者糖尿病，等等。

有关失禁的护理方法，请详见本书第 7 章内容。

八、其他老年人常见疾病

痴呆老人和许多老年人一样也会同时患有某些慢性疾病，如高血压、冠心病、脑卒中、糖尿病等等。其中的某些慢性疾病本身就可能和痴呆相关，比如，脑血管病就是血管性痴呆的主要风险因素。另外，痴呆老人由于误吸、压疮等问题，会比正常老人有更多的感染的风险。

如果痴呆老人同时患有上述疾病中的一种或几种，护理人员需要带老人定期找医生进行检查，并接受必要的治疗。

 小结

1. 痴呆是由脑部疾病所导致的一系列以记忆和认知功能损害为特征的综合征。有一百多种病因可能导致患者出现痴呆症状。其中，阿尔茨海默病是最常见的痴呆类型，占所有痴呆的 60% 以上。

2. 阿尔茨海默病和其他绝大多数类型的痴呆都是渐进发展的，患病老人的认知功能、生活能力和身体功能随着病程的发展而不断衰退。

3. 痴呆老人的行为和情绪状态是他们最为常见的沟通方式，因为他们已经不能再用正常的方式来清楚地表达自己的需要。

4. 痴呆老人会出现某些躯体健康问题。由于认知功能受损，他们往往无法清楚地描述病情和不适。因此，痴呆老人的躯体健康问题有可能导致他们更多的认知和行为的改变。

思考与练习题

1. 什么是痴呆？导致痴呆的最主要的病因是什么？

2. 列出至少 10 项痴呆中期的症状表现。

3. 举例说明什么是痴呆的基本症状，什么是痴呆的二级症状？

4. 轻度认知损害和痴呆的不同点是什么？

5. 请列举六种以上的认知能力，并简要说明每项认知能力受损给痴呆老人带来的影响是什么。

6. 痴呆老人的语言和沟通能力受损主要的表现是什么？

7. 请列举痴呆老人常见的躯体健康问题并简要说明。

8. 为什么痴呆老人容易跌倒？导致老人跌倒的环境因素有哪些？护理人员可以采取哪些方法来预防老人跌倒？

第 3 章
痴呆早期迹象的识别、评估与就医

学习目标

➢ 掌握痴呆的十大早期迹象

➢ 了解及时诊断对老人及家庭的好处

➢ 掌握痴呆早期筛查评估工具的使用

➢ 了解专业诊断和药物治疗的基本知识

➢ 掌握陪同痴呆老人就医的方法

➢ 熟悉配合医生评估的方法

➢ 熟悉老人和（或）家庭成员拒绝就医时的应对策略

痴呆在早期并不容易被察觉。当老人出现了某些痴呆早期症状的时候，往往容易被家人或护理人员当作是正常老化而忽视，错过最佳的诊断和干预时间。

因此，护理人员需要学习和掌握早期迹象的识别、评估和陪同老人就医的方法，来为那些出现痴呆早期迹象的老人提供及时的帮助。

第 1 节　痴呆早期迹象的识别

阿尔茨海默病和绝大部分的痴呆都是长期渐进发展的疾病。对很多患者来说，在出现明显症状的 10 到 20 年之前，脑部的退化就可能已经开始了。痴呆在早期并不容易被察觉，因此护理人员在工作中学会寻找疾病的蛛丝马迹就变得非常重要。

医学家们通过多年的研究，总结出来痴呆的十大早期迹象：

第一迹象：记忆力下降，影响日常生活和工作

痴呆早期最共同的迹象，就是非常容易忘记最近发生的事情，而且事后很难再回想起来。常见的表现包括：

1．记不住新认识的人的名字；

2．忘记参加和其他人约好的活动；

3．放下电话就忘记电话的内容；

4．重复问问题，或者重复说一件事，忘了自己其实已经问过或说过很多遍；

5．需要他人提醒老人本来能够独立完成的事情。

第二迹象：做熟悉的事情有困难

早期的第二个迹象是做先前熟悉的事情有困难。以前能够很轻松、很熟练完成的事情，现在需要更多的时间去做，甚至干脆忘记如何去做。常见的表现包括：

1．以前喜欢的休闲活动（比如打麻将、打牌），现在却经常出错；

2．以前擅长做家务，现在做得远不如过去好了；

3．以前喜欢写作，现在经常提笔忘字；

4．以前熟悉的工作，现在也做不好了。

第三迹象：语言表达有困难

痴呆的第三个早期迹象是语言表达发生困难。我们虽然偶尔有的时候也会想不起来某个字眼，不过痴呆患者会更经常性地想不出某个词语应该怎么说，哪怕是很简单的用词。因此，痴呆患者在和别人对话的时候就会发生问题。他们可能在谈话中间发生停顿，不知道该如何继续，或者不断重复已经讲过的话；也可能为想出某个词汇而苦苦思索，难以找到合适的用词，或者干脆说错。

第四迹象：失去对时空的认知力

痴呆患者常常搞不清今天是几月几号，坐公共汽车经常下错站，容易迷路。他们会逐渐失去对日期、季节和时光流逝的记忆轨迹。他们可能对不会马上发生的事情产生理解上的困难；甚至有时候他们可能会忘记他们在哪里，以及他们是怎么到那儿的。

第五迹象：判断力和警觉性下降

如果家里的老人花好多钱去买一些明显与价值不符的物品，或者经常借钱给陌生人，那一定要警惕了，因为痴呆患者会发生判断力、警觉性和决策能力的改变。

这些改变还会表现在吃不新鲜的食物，不注意个人卫生。患者有的时候还会无视危险横冲直撞地过马路，因为他们已经意识不到这其实是很危险的事情。

第六迹象：抽象思维出现问题

痴呆患者在疾病的早期，抽象思维能力就开始受损。他们有的时候无法理解谈话中的抽象概念，对数字的计算能力也会下降。对于生活中常用的电器设备，比如遥控器、烤箱、提款机，他们会因为无法理解这些设备的使用说明，而不知道该怎么样来操作。

第七迹象：丢三落四，找不回东西

我们都会有一时想不起来把东西放在哪里的时候。不过痴呆患者往往会把东西放在不合理的地方，比如把眼镜藏在衣柜里、把手表放进冰箱。他们丢了东西，但却没办法按正常的推理步骤找回来；所以有时候他们会说这是被别人窃取了。这些情况会随着时间的推移，逐渐频繁地发生。

第八迹象：出现异常行为

在疾病的早期，患者可能会出现和平常不一样的行为问题，比如，拿了超市货架上的东西，却不知道这是要付钱的；拿了别人的东西，而不知道这在别人眼里是盗窃行为。还有一些患者会表现为过于主动地接近不熟悉的异性，甚至有过于亲昵的举动，却意识不到自己可能已经冒犯了他人。

第九迹象：情绪和行为发生改变

我们每个人都会有情绪上的变化和起伏；随着年龄增长，性格也会有少许的改变。但是，痴呆患者的情绪和个性会发生非常显著的改变。他们会变得迷惑、多疑、抑郁、惊恐或焦虑。无论在家还是在养老机构，或者身处一个他们感觉不太舒服的地方，患者都可能很容易变得心烦意乱。

第十迹象：退出社交活动

由于认知功能的衰退，痴呆患者无法和过去一样顺利完成自己曾经很喜欢的活动，因此也会失去对这些活动的兴趣，进而逐渐远离自己的爱好、工作、运动或社交活动。

如果护理人员发现自己所照顾的老人已经出现上述早期迹象中的一种或几种迹象，请千万不要忽视它们。护理团队可使用痴呆早期筛查工具对老人进行评估，必要时需带老人去医院的记忆门诊，找医生作全面的检查。

第 2 节　痴呆早期筛查工具的使用

一、早期筛查和及时诊断的意义

养老服务机构（包括居家照护、社区照护和机构照护）对老人进行痴呆早期筛查评估，可以帮助老人获得及时诊断、治疗和干预的机会，在医生、家庭成员和护理人员的帮助下，采取有效的方法来保持生活能力，最大限度地减少并发症，提高生活质量。

如果老人被及时诊断出罹患痴呆，老人可以在自己还有一定决策能力的时候，和家庭成员一起对未来的重大事宜做出决定，包括照护方式的选择、法律及财务方面的准备，以及事先医疗意愿（包括临终阶段的姑息治疗和护理方式）的确立。

由于痴呆病程漫长，老人和家庭需要长期的照护和支持。及时的诊断可以让老人和家庭有充分的时间了解和评估各类服务资源，选择适合老人个人及家庭的照护方式。家庭成员可以学习为患病亲人提供照护和支持的知识和方法，为未来长期的照护做好充分准备；而专业护理人员也可以尽早和家庭成员结成伙伴关系，加深对老人的全面了解，以便提供以人为中心的照护。

二、早期筛查评估的实施要求

1. 痴呆早期筛查评估的时机

在老人入住养老机构之前，护理团队需要利用痴呆早期筛查工具，对老人进行认知能力的评估。

在老人入住养老机构期间，每隔半年需要对老人进行认知能力的评估。

如果护理人员在日常工作中察觉到自己所照顾的老人出现了某些痴呆早期迹象，需及时报告护理主管，由护理主管及时安排为老人进行评估。

社区养老服务机构可以联合医疗机构，定期为在社区中生活的老年居民提供痴呆早期筛查服务。

2. 评估的地点与环境要求

对老人的评估可以在养老机构、社区日间照料中心、社区卫生服务中心等地点进行，也可以经老人和家庭成员的同意，去老人家里进行评估。后者常见于居家护理服务。

评估的环境要相对独立而安静，一方面便于老人或被访者听清楚评估人员的问题，另一方面是为了保护老人的隐私。

评估的环境要光线明亮。环境中不要放置可能提示答案的物品。比如，如果要评测老人的时间定向能力，就不要在环境中放置日历。

3. 评估人员要求

评估工作应由经过相关培训的医生、治疗师或护理人员担当。

在针对每一位老人进行评估的时候，人员无需太多，1～2个是比较合适的，以避免对老人产生压力。

评估人员需营造轻松和友好的氛围，让老人或其他被访者能在心情放松的情况下接受评估。

评估人员需要牢记的是，评估并不等于诊断。评估的目的是了解老人的认知情况，如果发现有问题，要建议老人和家庭成员及时去医院进行全面检查，以确定导致记忆及认知能力下降的原因。评估人员不可直接给出医疗结论。

比如，如果某位老人的评估得分已经超过界限分，评估人员需建议老人去医院的记忆门诊进行检查，而不能直接下结论说老人已经罹患痴呆。

三、早期筛查工具

为了能在早期发现痴呆患者，一些对老人的认知能力进行检查的筛查工具，具有很好的使用价值。本教程重点介绍其中可以由护理人员来执行的 AD8 痴呆早期筛查问卷、画钟测验和简易精神状态检查（MMSE）。

1. AD8 早期筛查问卷

AD8（表 3-1）是一项非常简单易行的痴呆早期筛查工具，由美国华盛顿大学编制，一共 8 个问题，通过向了解老人情况的人（如家庭成员或护理人员）询问老人在过去几年来记忆力、判断能力以及生活能力等情况，来评估老人过去几年中是否因大脑的记忆或思考问题而导致这些能力发生了变化，从而判断老人是否存在痴呆早期的表现。

整个问卷询问所需的时间不超过 3 分钟。

国内外多项研究中发现，AD8 问卷能够很好地发现早期痴呆的病例。如果老人出现 2 种或 2 种以上的能力改变，就高度怀疑他 / 她可能有早期痴呆的表现，应建议老人尽早到记忆门诊进行专业诊断和评估，以免贻误及时的治疗。

请选择老人在过去几年中因大脑思考和记忆问题是否出现以下能力的改变（表 3-1）。

表 3-1　AD8 痴呆早期筛查问卷

		有改变	无改变	不知道
1	判断力有困难：例如容易上当受骗、落入圈套或骗局、财务上做出不好的决定、买了不合适的礼物等			
2	对业余爱好、活动的兴趣下降			
3	重复相同的事情（例如：提同样的问题，说或做同一件事，或说相同的话）			
4	学习如何使用工具、电器或小器具（例如电视，洗衣机，空调，煤气灶，热水器，微波炉，遥控器等）方面存在困难			
5	忘记正确的月份和年份			
6	处理复杂的财务问题存在困难（例如平衡收支，存取钱，缴纳水电费等）			
7	记住约定的时间有困难			
8	每天都有思考和 / 或记忆方面的问题			
AD8 总分				

操作指导

（1）AD8的被访对象最好是了解老人情况的人（如家庭成员、护理人员或保姆）。

（2）评估人员可以将问卷交给被访问者自己填写，或者大声地当面或通过电话读给被访者听，由被访问者做出选择。

（3）如果是读给了解老人情况的人听时，评估人员一定要强调，是由于老人大脑记忆或思考问题所引起的变化，而不是由于躯体疾病（如感冒、骨折等）所引起的变化。

（4）每个问题之间需要有2秒钟左右的延迟，以免被访问者将前后问题搞混淆。必要时可重复问题。

（5）老人出现能力的变化不要求有固定的时间界限，可以是几个月，也可以是一两年，甚至可以是好几年。

（6）任何一个问题回答"有改变"均计1分，所有问题计分总和为AD8总分。

（7）如果AD8总分 ≥ 2分，就高度怀疑老人可能有早期痴呆的表现，需要建议老人应尽早到记忆门诊进行专业诊断和评估。

2. 画钟测验

画钟测验操作简单，而且非常实用。不需要对评估人员进行特别的培训，检查只需要一两分钟，评分方法简单快捷，对环境要求少，检查结果受老人文化程度、种族、社会经济状况等影响小，是临床中广泛应用的早期痴呆筛查工具。

（1）操作方法

画钟测验要求老人在白纸上独立画出一个时钟，并标出指定的时间，例如8点20分。可以向老人说："请您在纸上画一个钟，您先画上钟表盘，再在表盘上标上数字，然后把指针指在8点20的位置"。

（2）计分方法

◇ 画出闭锁的圆　　　　　　　　　　　1分

◇ 将数字安置在表盘上正确的位置　　　1分

◇ 表盘上包括全部12个正确的数字　　　1分

◇ 将指针安置在正确的位置　　　　　　1分

3～4分表明认知水平正常，1～2分则表明认知水平下降。

如果老人画钟测验得分为1分或2分，建议老人应尽早到记忆中心进行专业诊断和评估。

3. 简易精神状态检查（MMSE）

简易精神状态检查量表（MMSE）由Folstein等于1975年编制，是最具影响的对脑力进行检查的工具之一，包含的项目较为广泛，可以检查记忆力、注意力、计算力、语言能力等，能够很好地发现早期痴呆的老人，操作起来非常简单方便，在临床和研究中应用都非常广泛。

该量表简单，操作和计算得分都非常容易，测查人员经过简单培训后就可以应用，完成检查大约需要 10 分钟。国内外的很多研究都发现，MMSE 在痴呆的筛查中有很好的实用性，是迄今为止应用最广泛的痴呆筛查量表。

对 MMSE 进行的多项研究得出不同的界限分（表 3-2），如果老人的得分在界限分以下，就高度怀疑他可能有早期痴呆的表现，建议老人应尽早到记忆中心进行专业诊断和评估，以免贻误早期治疗。其中张明园等制订的界限分最为常用（表 3-3）。

表 3-2　不同研究中 MMSE 的界限分

研究者	研究人群	文盲	有文化	
			小学	初中及初中以上
李格等（1988）	社区老人	≤ 14	≤ 19	
张明园等（1989）	社区老人	≤ 17	≤ 20	≤ 24
张振馨等（1999）	社区老人	≤ 19	≤ 22	≤ 26
彭丹涛等（2005）	医院就诊患者及部分社区老人	≤ 24	≤ 26（年龄小于 50 岁：≤ 27；大于 80 岁：≤ 25）	

表 3-3　简易精神状态检查（MMSE）

项目			记录	评分
定向力（10 分）	今年是哪一年？			0　1
	现在是什么季节？			0　1
	现在是几月？			0　1
	今天是几号？			0　1
	今天是星期几？			0　1
	您能告诉我现在我们在哪个城市？			0　1
	您住在什么区（县）？			0　1
	您住在什么街道（乡）？			0　1
	这儿是什么地方？			0　1
	我们现在是在几楼？			0　1
记忆力即刻回忆（3 分）	现在我要说 3 样东西的名称，在我讲完之后您重复说一遍，请您记住这 3 样东西，因为几分钟后要再问您	皮球		0　1
		国旗		0　1
		树木		0　1

项目				记录	评分
注意力和计算力（5分）	请您从 100 减去 7，然后从所得数目再减去 7，如此一直计算下去，请把每减一个 7 后的答案都告诉我，直到我说"停"为止		100-7		0　1
			−7		0　1
			−7		0　1
			−7		0　1
			−7		0　1
延迟回忆（3分）	现在告诉我，我让您记住的 3 样东西是什么？		皮球		0　1
			国旗		0　1
			树木		0　1
语言能力（8分）	命名	请问这叫什么？（手表）			0　1
		请问这叫什么？（铅笔）			0　1
	复述	四十四只石狮子			0　1
	三步命令（现在我要给您一张纸，请您用右手拿这张纸，再用双手把它对折，然后请您将纸放在您的左腿上）	右手拿纸			0　1
		两手对折			0　1
		放在左腿上			0　1
	阅读（请您读出来再按着所写的去做）（图 3-1）	闭上您的眼睛			0　1
	语言表达	请您写一个完整的句子（有主语、动词、意义）			0　1
结构模仿——视空间觉（见图 3-2）					0　1
总分				/ 30	

闭上您的眼睛

图 3-1　MMSE 语言能力的阅读项

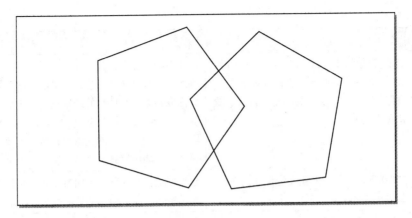

图 3-2　MMSE 的结构模仿——视空间觉

测查时的注意事项：

◇ 检查没有时间限制。

◇ 选择安静的环境，不要让其他人干扰检查。

◇ 因为要检查老人的时间定向力，房间里不要有日历。

◇ 在直接询问老人之前，可以先和老人聊聊家常，建立友好关系，使老人感到舒适放松。

◇ 对老人感到困难的题目，避免给予过多压力，老人容易灰心或放弃，应注意鼓励，但不要给予任何提示。

◇ 即使在检查开始时就发现老人的脑力严重损害，也应坚持完成全部检查。

◇ 测查从指导语开始，注意提问的语速与声高，以便老人能够听清（表 3-4）。

表 3-4　检查的指导语和每个题目的检查要求

题目	指导语	检查要求
"我现在要问您一些问题，来检查您的注意力和记忆力等，大多数问题很容易。"		
定向力	直接询问老人	定向力 10 个题目共 10 分，直接询问老人，答对一题得 1 分。日期完全正确得分，对于季节，如果处于两季交替时，则回答两个都算对
即刻记忆	"现在我要说 3 样东西的名称，在我说完之后，您重复说一遍，请您记住这 3 样东西，因为几分钟后要再问您。皮球，国旗，树木"	即刻记忆：共 3 分 3 样东西的名称只能说一遍，不得重复，以每样东西 1 秒钟的时间说出，然后要求老人重复，不要求按次序回答，按第一遍重复的结果计分，每正确一个计 1 分 如果第一遍有错误，则在计分后再重新说指导语，直到老人能正确复述，但最多只能让老人学习 5 次

题目	指导语	检查要求
计算力和注意力	"现在请您从 100 减去 7，然后从所得数目再减去 7，如此一直地计算下去，请把每减一个 7 后的答案都告诉我，直到我说停为止"	计算力和注意力：共 5 分 每次的差数是 7 计 1 分，如果前一次计算错误，但后面以错数继续计算的结果正确，则后面的计算得分 因为同时检查老人的注意力，所以不要重复老人的答案，不能用笔算
延迟回忆	"现在告诉我，刚才我要您记住的 3 样东西是什么？"	延迟回忆：共 3 分。每回答正确一个计 1 分，顺序无关紧要，鼓励但不要给予任何暗示
命名	出示手表，"请问这叫什么？" 出示铅笔，"请问这叫什么？"	命名：共 2 分 答对一题得 1 分，如果老人只是说这个东西是做什么用的，但说不出东西的名称不得分
复述	"现在我要说一句话，请您跟着我清楚地重复一遍：'四十四只石狮子'。"	复述：共 1 分 只许说一遍，所以要求咬字清楚，要求老人认真听，老人复述清楚准确得分
三步命令	"现在我要给您一张纸，请您按我说的去做：请您用右手拿这张纸，再用双手把它对折，然后将纸放在您的左腿上。"	三步命令：共 3 分 每个正确的动作计 1 分，对折不要求完美，但反复对折视为错误。不要重复说明或示范
阅读	"请您念一念这句话，并且按上面的意思去做。" 出示写有"闭上您的眼睛"的卡片。	阅读：共 1 分 老人闭上眼睛得 1 分。如果老人只是读，却不闭眼，不要提示他们照此执行 如果老人为文盲，不能完成指令，计 0 分
书写	"请您写一个完整的句子。"	书写：共 1 分 句子必须有主语、动词、有意义
复制图形	先出示卡片，然后说： "这是一张图，请您在空白处照样把它准确地画出来"。	复制图形：共 1 分 不要说"这是五边形"。如果老人画的五边形有 5 个边和 5 个清楚的角，两个五边形交叉处呈 4 边形就得分

计分方法：

将每个题目的得分相加得出 MMSE 总分。如果老人是文盲，MMSE 总分 ≤ 17 分，或小学文化，MMSE 总分 ≤ 20 分，或初中和初中以上文化，MMSE ≤ 24 分时，建议老人应尽早到记忆中心进行专业诊断和评估。

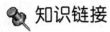

知识链接

定向力

定向力是对周围环境（时间、地点、人物）及自身状态（姓名、年龄、职业等）的察觉和识别能力。

视空间觉

视空间觉，是通过视觉对外界物体方位、物与物之间距离、方位的判断。视空间障碍是痴呆较早出现的症状之一，表现为在熟悉的环境中迷路，找不到自己的家门，甚至在自己家中走错房间或找不到厕所。有的痴呆老人出现穿衣困难可能与视空间障碍有关，比如拿起衣服不能判断衣服的内外、上下、前后；将背心的鸡心领穿到背后；或者把衣服穿反，把袖子当裤腿等。在简单的复制图形测试时，患者往往不能准确临摹立方体图，也常不能临摹简单的图形。

第3节 诊断与药物治疗基本知识

一、临床评估和诊断

痴呆的专业评估和诊断应该在医院的记忆门诊进行。通常，记忆门诊会设立在医院的神经内科、精神科或老年病科。国际医学界对于阿尔茨海默病、血管性痴呆、路易体痴呆、额颞叶痴呆、帕金森病痴呆等等，都有具体明确的诊断标准。每一种疾病的诊断，都需要进行全面综合的检查，明确病因才能对症治疗。

通常，完整的临床评估诊断过程需要包含下述步骤：

1. 了解详细病史

在诊断过程中，医生会仔细询问患者和陪同的家庭成员或护理人员，来收集现在和过往的疾病信息。医生同时会了解家族病史，也就是家庭中的其他成员是不是得过阿尔茨海默病或其他类型的痴呆。

2. 临床评估

医生和他们的助手会对就诊老人的神经心理、生活能力和躯体功能进行全面的评估。另外，医生还会评估就诊老人的精神状况及幸福感知，来确定老人的记忆问题以及丧失生活兴趣的表现是不是由于抑郁或者其他情绪障碍问题而引起的。

3. 身体检查

就诊的时候，医生会为就诊老人进行一系列的身体检查：测量血压、体温和脉搏，听心音和呼吸音，取血样和尿样，询问就诊老人的饮食、营养和饮酒情况，并了解就诊老人的既往病史和用药史。

身体检查有助于鉴别出引起记忆下降、思维混乱、无法集中精力等类似痴呆症状的其他因素，比如贫血、营养不良或缺乏某种特定维生素、过度饮酒、药物副作用、某种传染病、甲状腺疾病、糖尿病、肾或肝病、心脏、肺或血管问题。这些因素如果得到及时的诊断和治疗，可以改善患者出现的类似痴呆的症状。

4. 影像学检查

医用影像学技术彻底改变了我们对大脑结构和功能的理解。许多研究表明，阿尔茨海默病患者的大脑随着病情发展，会出现显著的萎缩。因此，患者的神经影像和血管影像是目前痴呆诊断上不可缺少的证据。

采用磁共振成像（MRI）能够清楚地显示痴呆患者脑部发生的结构性的改变，而且还可以用来排查其他可能引起痴呆的原因，比如脑肿瘤、脑梗死和脑积水等。除此之外，在临床研究中，医学家们已经把功能成像技术，包括正电子发射断层扫描技术（PET）应用在痴呆的早期诊断。

二、痴呆的药物治疗

到目前为止，药物治疗并不能治愈阿尔茨海默病及其他绝大多数类型的痴呆，也不能逆转病程的发展。但是，持续的药物治疗可以让一部分痴呆患者在某种程度上改善认知、行为和功能症状，延缓病情发展，改善生活质量，同时减轻照护负担。

现有的痴呆药物可以分为三类。第一类是针对痴呆症状治疗的药物，第二类是针对病因的治疗药物，第三类是专门针对精神行为症状的精神药物。

所有治疗痴呆的药物，都必须在医生对患者进行详细的临床评估和诊断之后，以处方形式开出。

1. 痴呆症状的治疗药物

针对阿尔茨海默病痴呆症状治疗的药物，主要包括胆碱酯酶抑制剂和谷氨酸能受体拮抗剂。

目前，获得美国食品药品管理局（FDA）许可，可应用于临床的阿尔茨海默病治疗药物共有4种。

其中，多奈哌齐、重酒石酸卡巴拉汀和加兰他敏，都是胆碱酯酶抑制剂。医学界多年的临床证据显示，胆碱酯酶抑制剂能够改善轻度和中度阿尔茨海默病患者的认知和行为症状。

此外，FDA 还批准将多奈哌齐用于重度阿尔茨海默病患者的治疗。

而美金刚则是谷氨酸能受体拮抗剂。对于中度和重度阿尔茨海默病患者来说，美金刚的单一用药，或者和胆碱酯酶抑制剂合并用药，可以改善他们的神经功能和精神行为症状。

上述药物目前还没有获得美国食品药品管理局批准用于治疗其他类型痴呆。

2．针对病因的治疗药物

第二类药物是针对病因进行治疗的。比如，导致血管性痴呆的病因可能是心脑血管病或糖尿病，那么，通过药物治疗这些病因，可能会某种程度地改善认知状况。如果是因为脑外伤、营养素不足而造成的痴呆，那么，也需要找出具体的病因，有针对性地进行药物治疗。

目前阿尔茨海默病的病因尚不明确，因此尚无有效的针对病因的阿尔茨海默病治疗药物。

3．治疗精神行为症状的精神药物

由于 90% 左右的痴呆患者会出现行为和情绪问题，所以有些时候需要使用抗精神病的药物。这类药物的使用必须非常谨慎。医生要综合考虑患者的痴呆类型、行为或情绪问题的原因和严重程度，以及有没有其他非药物干预手段后，才能决定是否采用药物治疗。

精神药物主要针对患者突出的精神行为症状进行治疗，并非采用某一种药物就能控制患者所有的精神行为异常表现。如：抗精神病药（如利培酮、奥氮平、喹硫平等）主要用于治疗幻觉、妄想、激越、攻击行为等；抗抑郁剂（如西酞普兰、舍曲林、米氮平等）主要用于抑郁、攻击行为、不安、焦虑；心境稳定剂（如丙戊酸钠等）主要用于严重的攻击行为等。使用过程中，切记尽可能用较小的剂量，密切观察药物可能的副作用。此外，精神药物起效往往需要一些时间，因此，患者服用精神药物需要多观察几周，切忌盲目增加药量。如果照护服务中遇到可能需要精神药物治疗的痴呆患者，应建议及时转诊至精神专科医生进行系统评估和诊治。

三、用药安全性观察

用药安全管理在痴呆照护中非常重要。护理人员必须了解痴呆患者当前服用的每一种药物，包括药名、服用剂量、服药时间等。

以下几个问题是安全用药的关键，护理人员在陪同患者就诊时，需及时咨询医生或药师，并做好记录：

1．为什么需要服用这种药物？

2．患者服药后，能看到什么样的效果？大概什么时候可能出现这种效果？

3．这种药物需要服用多长时间？

4．每天需要服用多少量？

5. 患者需要在什么时候服用这种药物？

6. 服药后可能会出现什么样的副作用？

7. 如果出现副作用，护理员应该怎么办？

8. 这种药物可以碾碎或者和饭或牛奶、热汤一起吃吗？

9. 这种药物有没有口服液？

10. 和别的药物一起服用的时候，对这种药物会有影响吗？

第 4 节　陪同就医

无论老人生活在养老机构还是在家里，护理人员都有可能要承担陪同老人就医的任务。因此，护理人员有必要了解陪同就医的注意事项，熟悉就医的流程，并掌握良好的陪护的方法，确保老人顺利就医。

一、做好就诊前的准备

医生能分配给每位患者的时间都很有限，因此，护理人员在带老人看病前，需要提前做好准备，保证每一次就诊都富有成效。

准备工作应该包括下列各项：

1. 列出老人目前正在服用的药物清单，包括处方药和非处方药，比如降压药、降糖药、安眠药、维生素、阿司匹林等。

2. 列出老人的既往病史，也就是老人过去和现在都患有哪些疾病，比如心脑血管疾病、糖尿病等。

3. 列出家族患病史，看看老人的直系或旁系亲属里是不是有其他人患有阿尔茨海默病或者其他类型的痴呆。

4. 列出一张老人的症状清单，说明症状是从什么时候开始的，多长时间发作一次。

5. 列出准备向医生请教的重要问题。

6. 准备好纸笔，来记录重要的医嘱。

二、就诊时的注意事项

1. 看病的时候，护理人员要陪着老人一起进入诊室。老人有时候搞不清楚自己在哪里，有时候看见不熟悉的人会有点害怕。护理人员要陪老人一起看病，这样可以让老人放松一些。

2. 当医生问诊或做检查的时候，护理人员可以在一旁仔细观察老人是怎么样回答医生问题的、怎么样按照医生要求做测试的。

3．护理人员要尽量鼓励老人多讲话。在医生和老人的谈话过程中，护理人员不要向老人提示答案。

4．医生除了询问老人外，还会向陪同者详细了解老人的情况。护理人员需要尽其所能，如实回答医生的问题，以便让医生做出准确的判断。

5．护理人员向医生描述老人的情况时，措词要清晰明确，不要含糊。比如，与其说"她好像记性特别不好了"；不如说"送餐员前天去老人家里送餐，但是老人很肯定地说送餐员没有来。我们去她家里检查，结果发现餐已经送到了，但是老人并没有吃，而且还忘记送餐员其实已经送过饭了。"

6．仔细记录医嘱。如果老人罹患痴呆，老人也将失去独立就医和自我药物管理的能力。医生会告诉陪同者如何帮助老人服药、遇到药物副作用怎么办，以及下一次带老人来复诊的时间。护理人员需要仔细记录医嘱，并在护理过程中按医嘱协助老人服药。

7．在就诊过程中，护理人员要注意维护老人的自尊心。医生出于诊断的需要，往往要了解老人生活能力是否下降，是否出现异常的行为举止。有时候，如果护理人员当着老人的面直接讲给医生听，老人的自尊心就可能受到伤害，可能会和护理人员、甚至和医生发生言语冲突。为了避免这种情况发生，护理人员可以事先详细记录好老人的状况，就诊的时候直接交给医生看，方便医生了解情况，也维护了老人的自尊心。

三、定期复诊及紧急就医

无论老人罹患哪一种类型的痴呆，都是长期的慢性疾病，需要长期就医，由医生根据老人的病情发展情况，及时调整治疗方案。因此护理人员需要根据医嘱和家庭成员的委托，定期带老人复诊。

在日常照护中，护理人员要多观察老人的情况，以便在复诊的时候，能向医生准确描述老人的健康状况、症状变化，以及需要帮助的其他问题。比如：

◇ 老人的健康状况如何？有没有其他疾病？有没有疼痛？

◇ 老人的记忆及认知状况如何？

◇ 老人的心情怎么样？有没有行为问题发生？如果有，都有哪些表现？

◇ 观察并记录药物治疗效果，包括副作用。

如果发生以下任何一种情况，护理人员必须立即带老人就诊：

◇ 老人一下子变得很糊涂。

◇ 老人的认知或者情绪发生很大变化。

◇ 老人突然晕眩、昏倒或跌倒。

◇ 老人突然不能说话，或者活动身体。

◇ 老人发烧。

◇ 老人突然大小便失禁。

四、配合医生的定期评估

一些养老机构或社区日间中心会定期邀请医学专家前来，为机构里的入住老人或社区的老年居民来进行医疗评估，包括对认知功能和生活功能方面的评估。这对提高入住老人及社区居民的整体健康是很有益的帮助。护理人员需要掌握配合医生进行评估的方法。

1．在医学专家评估之前，护理团队可以用张贴海报、口头告知、散发科普资料等多种方式，让更多的老人知道即将有医学专家前来，以积极参与评估。

2．对于护理团队已经掌握的、出现痴呆症状的老人，需要列入评估的重点对象。

3．确定大致的参与评估的人数，分组安排评估，避免老人等候时间过长。

4．在养老机构或社区日间中心安排的评估室要相对独立、安静；要根据医生的要求进行必要的准备，并移除环境中容易影响评估的物品；老人等候的区域要有舒适的座位，方便老人休息。护理团队还可以为老人和医生准备水和小食，做好后勤供应。

5．如果医生的评估包括了解老人的一线护理人员，护理人员需要事先进行相应准备，在评估过程中向医生客观反映老人的情况，确保信息的准确。比如，如果医生采用的是 AD8 问卷，或者是反映老人生活功能的 IADL 问卷（该问卷的内容详见本教程第 6 章），护理人员就需要了解相关的问卷内容，在日常生活中观察老人的情况，以便给医生清晰准确的回答。

6．熟悉老人的护理人员，最好陪同老人接受医生的评估，一方面，老人和熟悉的护理人员在一起时会感到放松；另一方面，护理人员可以观察老人接受评估的情况，如果医生有需要询问护理人员的问题，护理人员也可以及时回答。

7．有些老人只能讲方言而不会讲普通话，因此护理团队需要为医生配置懂方言的助手在一旁配合，以便让老人听明白医生的问题。

8．老人接受评估后，护理团队要向医生了解评估后的建议。如果医生建议老人应去医疗机构进行全面检查，护理人员就要和老人及老人的家庭成员进行沟通，尽快安排老人就医。

9．护理团队需将老人的评估结果存档，以定期追踪老人的认知及生活能力的变化。

第5节 应对拒绝就医的情况

目前在中国，痴呆的就诊率低于10%，与发达国家高于40%的就诊率相比存在很大差距。造成这种情况的原因主要在于：

1. 公众缺乏对痴呆的正确认知。很多人认为痴呆是正常衰老的一部分，年纪大了变得老糊涂是很正常的现象，而没有意识到老人的记忆和认知问题可能是大脑已经出现了病变，因而失去了到医院得到及时诊断的机会。

2. 由于对痴呆缺乏了解，老年人对痴呆普遍存在病耻感和恐惧感，常常拒绝就医，或者不愿意承认自己罹患"老年痴呆症"。部分家庭成员同样如此，不愿意承认自己的亲人罹患痴呆。

3. 由于目前医学没有治愈或逆转痴呆的方法，很多老年人和家庭成员认为就算去医院看了病也没得治，放弃了及时诊断和治疗的机会。

在养老机构，护理团队则可能会遇到这样的问题：

（1）老人在入住的时候，经过评估已经有明显的记忆及认知问题，但老人和（或）家庭成员都不愿意承认，拒绝去医院做全面的检查并获得医生诊断。

（2）老人在入住的时候认知功能属正常，但随着入住时间越来越久，老人逐渐出现明显的记忆及认知问题。但老人和（或）家庭成员有的不愿意承认，有的怕麻烦，有的则担心老人一旦被确诊是痴呆了以后，养老机构就要提高护理等级，老人及家庭需要支付更多的费用，因而拒绝去医院进行全面检查。

（3）有的老人意识到自己可能出现记忆及认知方面的问题，有的可能在其他地方（如医疗机构）也接受过类似的评估。但是他们不愿意接受甚至拒绝承认自己可能出现了痴呆症状，也不愿意自己被贴上痴呆的标签。因此，当养老机构要为老人进行认知评估的时候，有的老人会因此而拒绝接受评估。

（4）某些养老机构有规定不收住痴呆老人。有些家庭成员为了能让老人住下去，因而隐瞒病情，或者推脱或否认，不愿意让老人就医。

针对老人和（及）家庭成员拒绝就医的情况，护理团队可采取如下方法：

1. 加强在机构内和社区内的主题宣教活动，提高老人和家庭成员对痴呆的正确认知，倡导及时诊断，分享痴呆长期照护的知识和方法。这将有助于改善老人和家庭成员的病耻感和恐惧感，从而提高就诊率。护理团队还可以向老人和家庭成员提供一些科普读物、健康宣教手册或者网站信息，帮助家庭获得更多的科学信息。

2. 护理团队要善于和老人及其家庭成员进行沟通，让他们了解去记忆门诊进行全面检查和诊断的必要性，并帮助他们做好相应的就医准备，比如，推荐本地区的记忆门诊机构，提供就医所需准备的清单和注意事项等，减轻这些家庭就医前的心理压力。

3. 如果老人不愿意就诊但家庭成员同意，护理团队可以请医生前来会诊。如果确诊老人罹患痴呆，应该让老人得到持续治疗的机会和相应的护理服务。

4．如果老人已经有非常明显的痴呆症状，无法对就诊、护理等事项做出决策，而家庭成员不愿意让老人就诊或提高护理等级，护理团队需要和家庭成员沟通，让他们了解痴呆的病程发展和各个阶段所需要的特别的护理，以及不采取特别护理所容易导致的风险，来让家庭成员对痴呆专业照护建立正确的认知和理解，以最终达成共识。

如果老人出现拒绝评估的情况，养老机构的管理者和护理团队成员需要理解的是，做量表评估并不是目的，而是了解老人认知情况的方法之一。护理团队并不需要强求老人参与评估，以避免和老人发生不必要的冲突。如果发现老人已经出现明显的痴呆症状，护理团队可邀请专业医师前来观察和判断老人是否已经罹患痴呆，更重要的是，要在日常照护工作中加强观察，并根据老人的情况，及时调整照护计划，采用针对痴呆老人的专业照护方法，来为这样的老人提供更为贴切的服务。

 ## 小结

1．护理人员需熟悉痴呆的早期迹象。如果发现老人已经出现一种或几种早期迹象，护理团队可使用痴呆早期筛查工具对老人进行评估，必要时需带老人去医院的记忆门诊，找医生作全面的检查。

2．评估工作应由经过相关培训的医生、治疗师或护理人员担当。评估员需要正确和熟练地掌握早期筛查工具的使用方法。

3．痴呆的专业评估和诊断应该在医院的记忆门诊进行。所有治疗痴呆的药物，都必须在医生对患者进行详细的临床评估和诊断之后，以处方形式开出。

4．护理人员需掌握陪同老人就医、配合医生进行评估的方法。

思考与练习题

1．痴呆早期十大迹象是什么？你所照顾的老人是否出现了这样的迹象？具体表现是什么？

2．模拟练习：在护理小组成员之间进行 AD8 问卷、画钟测验和 MMSE 的练习，直到熟练掌握。

3．护理人员陪同老人就医前需要做好哪些准备？

4．陪同就医时需要注意哪些事项？

5．老人出现哪些情况时护理人员必须立即带老人就诊？

6．护理人员如何配合医生的定期评估？

7．如果老人和家庭成员拒绝就医，护理团队可以采取什么应对方法？

第4章
以人为中心的专业照护

学习目标

➢ 了解什么是以人为中心的照护方法，并能够与陈旧的照护方法进行区分

➢ 了解跨专业团队的构成和各自的主要任务

➢ 掌握"以人为中心的照护"的基本工作方法

在过去的二十年间，人们对于痴呆症的观念发生了巨大的改变。过去，痴呆老人曾经被认为是"傻了"或者"疯了"，痴呆也曾经被认为是正常衰老的一部分。而现在我们已经知道，痴呆并非正常衰老的一部分，而是疾病影响了大脑，进而影响了患病老人的生活能力、心理和行为。

针对痴呆老人的照护模式也同样如此。在发达国家和地区，陈旧的照护模式已经被以人为中心的照护模式所取代，痴呆老人的生活品质也得以提高。因此，护理人员需要了解什么是以人为中心的照护，并掌握必要的技巧和方法，以便更好地为患病老人提供帮助。

第1节　以人为中心的照护模式

1995 年，英国的 Tom Kitwood 教授率先提出了一种创新的痴呆症照护模式，叫做 Person-centered Care，也就是"以人为中心的照护"，颠覆了过去陈旧的痴呆护理方法。十几年来，以人为中心的照护已经成为发达国家痴呆专业照护的核心理念。

一、陈旧的痴呆护理方法

传统上，痴呆在医学上被列入神经病学和精神病学的范畴，治疗被过分地强调。事实

上，直到现在医学上也还没有治愈或逆转痴呆的治疗方法。但这一模式带来的影响就是忽视了对患病老人作为一个"人"的认识：他们是谁；他们患病前是什么样子的；他们现在感觉如何；同时忽视了社会和环境因素对痴呆老人的影响。

在以人为中心的照护模式出现之前，陈旧的痴呆护理方法是：

首先，护理人员关注的是痴呆老人所表现出来的生活能力的持续衰退。由于老人往往连基本的日常生活任务都无法独立完成，护理人员因此就认为，做好基本生活护理、满足老人基本的生活需要就已经很好了，痴呆老人不可能、也没有必要去参与其他活动。护理方法是简单的替代式护理，比如直接帮助老人进食、洗澡和穿衣服等等。

其次，护理人员在护理服务中将痴呆老人视为"活死人"，认为痴呆老人对其他人的行动没有反应，对外界也没有意识。但事实上，虽然痴呆逐渐夺走老人的认知能力，但他们并没有丧失感受悲伤、恐惧、愉悦、幸福等情绪的能力。

二、以人为中心的照护

以人为中心的照护，关注的是患有痴呆的人，而不仅仅是痴呆本身。它强调满足痴呆老人整体的需要，并为他们带来幸福感。

以人为中心的照护是这样的一种照护方法：

1．承认每位痴呆老人的价值、人格和独特性，即便老人的大脑已经受到损伤，这可以通过满足痴呆老人的情感需求来实现。这些情感需求包括（图 4-1）：

（1）依恋：人类感受亲近的一种本能渴望。这种渴望对于患有痴呆的老人来说可能更加强烈；

（2）融入：归属到某个群体、并和群体里的成员进行社交互动的人性特征。痴呆老人需要感受到自己是受欢迎和被接纳的；

（3）舒适：温柔、亲密、平复焦虑、舒缓痛苦和悲伤，以及因为他人赋予的同情和支持而带来的安全感。痴呆老人特别需要这种舒适的感觉；

（4）成就：通过参与一些活动得以发挥个人的学识和技能，并从活动中得到有意义的结果。痴呆老人同样可以在日常活动中有所作为；

（5）身份：知道自己是谁的自我意识。一个人的过去和在生命中所扮演的角色决定了他/她是一个什么样的人。这就意味着痴呆老人的经历和学识需要得到周围人的理解和尊重。

2．在老人的生理需求、情感需求和心理需求之间创造平衡，而不是仅仅关注于满足他们的基本生活需要。举例来说，仅在生活上被照顾得很好的痴呆老人，仍然有可能感到孤独、无聊或无助。

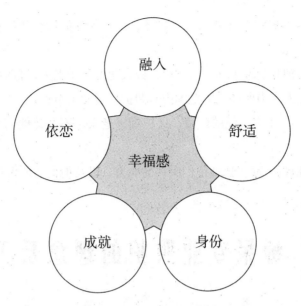

图 4-1 以人为中心的照护模式

表 4-1 以人为中心的照护与陈旧的痴呆护理的对照

陈旧的痴呆护理	以人为中心的照护
将患病老人视为活死人	能够理解和尊重个体
关注老人在生活上所需要的照顾	兼顾患病老人的身体、心理和情感，采取全面的照护方法
极少认可老人仍然存留的技能和能力	重视和挖掘老人仍然存留的能力与技能
不太关注其他人的行动对痴呆老人可能产生的影响	意识到照护者的态度、沟通、行为方式和护理方法会对痴呆老人（尤其在行为和心理方面）产生影响
重点关注老人的身体需求（如饮食、清洁、穿衣、活动）	关注老人所有的身心需求。除了提供生活照顾，还要了解老人的人生经历和成就，倾听和理解痴呆老人的感受，并尊重他们的权利

三、十大重要原则

Tom Kitwood 教授曾经提出过"以人为中心的照护"的十大重要原则：

1．无评判地接受每位老人的独特性；

2．尊重每位老人过去的经历与学识；

3．认识到每位老人都有情感、社交、身体和精神方面的整体需要；

4．和老人保持沟通，既需要灵活性和横向思维，也需要接受其他的观点；

5．要确保老人感觉自己是受欢迎和被接纳的；

6．创建一个社区的感觉，让老人有归属感，感觉到他们适合生活在这个地方，而且别人对他们有良好的期待；

7．通过恰当的照护和消除不必要的约束，极大化地赋予老人以自由；

8．允许并尊重老人在力所能及的范围内对照护环境做出贡献；

9．创造和保持一个互相信任的环境，保护痴呆老人，不要让他们受到欺凌、剥削和其他形式的虐待；

10．关注老人积极的一面，比如他们尚存的能力，以及他们还能做什么。

第2节　痴呆专业照护的理念及工作方法

一、痴呆专业照护的理念

1．痴呆是导致老年人生活不能自理和伤残的最主要原因，痴呆老人更需要来自家庭和社会的妥善照顾。

2．痴呆老人可以并且也能够体会生命的意义、生活的安逸和快乐，而痴呆专业照护应该能够支持患病老人保持其生活品质、享受生命的舒适与愉悦，并维护其尊严和权利。

3．痴呆老人的生活质量取决于他们与直接照护者的关系。无论老人是居家生活还是生活在养老机构，只有在一个照护人员、家庭成员以及老人本人拥有良好关系的社会环境中，才能实现最佳的护理效果。

4．由于老人的生活能力、沟通与行为能力会随着病程发展而不断变化，护理团队需要基于老人的基本情况和各种变化，开发以人为中心的照护方法，让服务能够符合个体的需求。

5．照护计划和实施需要考虑老人的生活经历与喜好。

二、痴呆专业照护的工作方法 （图4-2）

1．全面评估痴呆老人；

2．根据老人的能力和需要，制订照护计划；

3．实施照护计划并及时评价护理效果。根据老人的生活能力、行为和沟通的变化，采取有效的应对策略，保证照护计划和照护方法更加符合个体需要；

4．恰当的护理团队配置。照顾痴呆老人通常需要花费更多的时间，护理人员也需要更高的素质和工作能力；

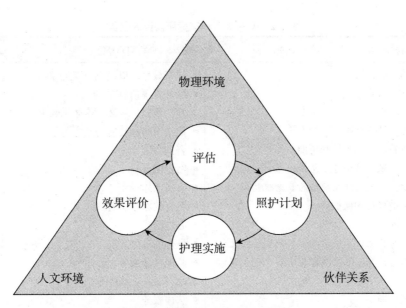

图 4-2　痴呆专业照护的工作方法

5. 提供适合痴呆老人生活的良好环境（包括居家环境或机构环境、物理环境和人文环境），确保老人安全、舒适与愉悦，并尽可能支持其独立性；

6. 养老服务提供者需要与了解老人的家庭成员结成伙伴关系，便于提升照护效果和护理品质。

由于患病老人会不同程度地失去语言表达能力，因此，家庭成员是提供老人基本信息的重要来源。这些信息包括老人的家庭组成、生活和工作经历、生活习惯、兴趣爱好、社交偏好，以及生活史中对老人有着重大影响的事件，等等。这些因素都有可能影响痴呆老人的行为表现。向家庭成员采集这些信息，有助于护理团队更加全面地了解老人，并提供更好的照护。

三、跨专业的团队协作

痴呆的病程漫长，老人的医疗和照护需求复杂而多样。要为老人提供良好的照护，不能单靠医生和医疗机构，也不能纯粹依赖家庭或养老服务机构。医疗服务和养老服务必须结合社区及家庭的支持，同舟共济、相互协作，才能发挥出最大功效。

1. 痴呆老人和家庭所需要的服务

痴呆老人及其家庭的生活品质，取决于全社会为他们提供服务和支持的能力。在疾病的不同阶段，他们需要不同的服务和支持，来适应每个阶段的变化和需求（表 4-2）。

表4-2　痴呆老人和家庭所需要的服务

痴呆老人所需的服务	家庭成员所需的服务
• 早期迹象的及时识别 • 及时、精确的诊断 • 恰当的药物治疗 • 长期照护和支持的计划 • 良好且及时的照顾、支持和帮助 *来自家庭和养老服务提供者（包括居家护理机构、社区日间中心，以及长期照护型的养老机构）* • 权益、意愿被尊重和保护 • 良好的医疗保健 *痴呆老人会伴有其他的躯体疾病，而他们已经无法表达自己的不适，其躯体疾病容易受到忽视、误诊或不当治疗* • 良好的社区环境 • 其他社区服务 • 家政、送餐、维修等 • 临终关怀服务 • 法律服务	• 健康教育，以识别早期迹象 • 服务资源信息 *医疗、居家、社区、养老机构等* • 照护策略和技能的教育与培训 • 咨询与辅导 • 喘息服务 • 支持团体 • 良好的医疗保健 • 心理治疗 • 良好的社区环境 • 其他社区服务 *家政、送餐、维修等* • 法律服务

2. 跨专业的照护团队

照顾痴呆老人需要特殊的知识和技能，必须由熟悉痴呆综合征的跨专业团队提供服务，才能更好地照顾老人及其家庭成员。

所谓跨专业的照护团队，就是将多个不同专业的人力资源（包括医生、护士、护理员、社工、康复治疗师等）整合在一起，以患病老人及其家庭照护者为中心，提供全面而个性化的服务（表4-3）。

跨专业的照护团队成员不一定隶属于同一家机构，而是可以通过协作方式，一起工作。其关键在于无论照护团队的成员来自哪一家单位或是哪一个专业，都需要通过沟通和协商，以老人和家庭为中心，建立共同的照护目标和合作机制，使专业间的知识和技巧得以融合，取长补短，有效提升服务质量和效率。

为痴呆老人和家庭成员提供服务，需要以下专业人员的参与：

表 4-3 跨专业的照护团队

医生	• 为患者提供临床评估、诊断及治疗方案 • 诊断和处理患者随时可能出现的医疗问题 • 提供专业意见，包括对照护计划的意见 • 需要时，将老人转到医院相关科室
护士	• 参与对痴呆老人的评估 • 负责统筹老人的照护计划 • 监察老人的身体状况 • 遵照医嘱，监督老人按时、按剂量服药 • 带老人就诊 • 有需要的时候，协助医生将老人转到医院相关科室 • 定期向老人的家庭成员通报老人的情况
护理员	• 了解痴呆老人的照护需求 • 执行照护计划 • 为老人提供日常生活起居的照顾 • 对护理实施的效果进行反馈 • 观察老人日常生活能力的变化、精神和行为状况，并做好相关记录 • 一旦老人的情况发生任何变化，及时向护理主管或专责护士报告
社工	• 采集老人的生活经历 • 评估老人的个人兴趣、社交和心理状况 • 为老人组织和安排合适的活动，并在活动中提供协助和支持 • 为老人的家庭成员提供辅导和支持 • 为志愿者提供辅导和支持 • 为家庭成员提供有关的服务信息
康复治疗师 （作业治疗 方向）	• 评估老人的认知能力，并提供认知活动建议 • 评估老人的生活自理能力及坐姿，以便安排辅助器具 • 评估环境对老人的影响，并提供导向和其他支持性环境的改善建议 • 评估老人的吞咽问题 • 评估老人的手部功能 • 评估老人的移位能力 • 预防和处理压疮 • 选择适合老人使用的康复用品 注：康复治疗师的工作也可由受过培训的医生、护士或高级护理员承担
康复治疗师 （物理治疗 方向）	• 评估老人的体能，安排合适的运动或助行器 • 肌肉功能训练 • 疼痛处理 • 平衡及步行训练 • 预防失禁 • 体重管理 注：物理治疗师的工作也可由受过培训的医生、护士或高级护理员承担

四、护理人员的基本工作方法

1. 了解所照顾的老人

每位痴呆老人都应被视为一个独立个体，有着自己独特的背景、经历、关系、价值观、喜好。因此，以人为中心的照护必须基于对老人的全方位的了解，包括躯体健康状况、认知功能状况、人生经历、性格特点、兴趣喜好、社交心理等等。

护理人员越是了解老人，就越能为他们提供贴心的照顾和支持。而采集痴呆老人的生活史，是实施"以人为中心的照护"的重要环节。

（1）这位老人叫什么名字？他喜欢别人如何称呼自己？

（2）他最重要的家庭成员是谁？他最在乎的人是谁？

（3）他一生中重要的成就是什么？他所珍藏的记忆是什么？

（4）他喜欢什么？不喜欢什么？

（5）他之前的工作和其他重要的经历是什么，比如老人是否经历过战争。某些经历会对人的一生产生重大影响。

（6）他长久的做事和生活的习惯是什么？

（7）他的文化、价值取向和宗教信仰是什么？等等。

2. 尊重老人的个人价值

护理人员要通过有效的沟通、照顾和支持，让老人感到自己是被尊敬和被重视的，自己的生命是有意义的。护理人员要细心倾听他们的需要和感受，赋予他们耐心。

护理人员要知道，患病老人能力的衰退和行为问题不是他们自己能控制的，他们每天都已经尽力做到最好了。要多鼓励、多肯定老人的配合和表现，多赞美他们以前和现在的成就。

3. 倡导老人的自立能力

护理人员每天都有自己的工作目标——要为多少老人提供多少服务。在陈旧的痴呆照护理念中，护理人员会采取替代式的方法，动手帮助老人尽快完成每天必需的生活任务（比如穿衣服或进食），而不考虑老人是不是还存留一些照顾自己的能力。

事实上，很多痴呆老人可能只是需要护理人员在一旁进行口头提示和稍许的帮助，只是他们的动作会比较慢，需要更多的时间来完成这些生活任务。一旦护理人员直接动手接管，就等于剥夺了老人的自立能力。当老人没有机会做自己本来可以完成的事情时，他们的能力会衰退得更快，而且自尊心也会受到伤害。某些痴呆老人会因此出现抗拒护理的行为问题（比如不肯让护理人员洗澡），反而增加了护理难度和护理时间。

护理人员需要明白，在照顾痴呆老人的过程中尽量维持老人的自立能力，是保持老人尊严的重要方式。

另外，做选择也是一项值得倡导的自立能力。护理人员可以多尝试在日常生活中向老人提供一些简单的选择机会，比如，在穿衣服的时候问问老人："这两件衣服，您喜欢穿哪件呢？"在吃早餐的时候问问老人："您喜欢喝粥还是喝豆浆呀？"

护理人员要尽量让痴呆老人参与日常生活事务，这有助于让老人感受到成功和满足。

4. 维持痴呆老人的社交能力

不要把痴呆老人孤立起来，要让他们参与一些力所能及并且喜欢的活动。居家生活的老人依然可以参加亲友聚会和社区活动；在养老机构生活的老人则需要和其他入住老人以及护理人员保持接触。

当老人尝试沟通的时候，护理人员要尽量在第一时间回应，哪怕只是简单的一个笑容、一句问好，都会让老人感觉愉快，能鼓励老人保持与外界的沟通和互动。

5. 让老人感受生命的喜悦和幸福

孤独、无助和无聊，是老年人精神健康的杀手。某些生活在家里的老人会感觉自己被忽视；某些生活在养老机构的老人则会感觉自己被遗弃或被虐待。痴呆老人也不例外。由于受到疾病的影响，痴呆老人已经失去了对过去、现在和未来的概念，生活没有了期盼。如果他们所生活的地方物理和人文环境无法满足他们的需要，就会雪上加霜，使得某些老人变得愈发退缩抑郁，甚至想寻死。

在养老服务机构中，推动以人为中心的痴呆专业照护，旨在为老人创造一个安全、舒适、充满关怀和尊重的物理和人文环境，并提供有效的身心照护和支持。

 ## 小结

1. 以人为中心的照护模式是国际公认的为痴呆患者提供良好照护的方法。它承认每位痴呆患者的价值、人格和独特性，强调在患者的生理需求、情感需求和心理需求之间创造平衡，满足患者的整体需要，并为他们带来幸福感。

2. 痴呆老人也能体会生命的意义、生活的安逸和快乐；而痴呆专业照护应该能够支持痴呆老人保持其生活品质、享受生命的舒适与愉悦，并维护其尊严和权利。

3. 为了更好地照顾痴呆老人，护理人员需要对老人有全面的了解，尊重老人的个人价值，鼓励和帮助老人维持其自立能力和社交能力，让老人感受生命的喜悦和幸福。

思考与练习题

1. 请阐述什么是以人为中心的照护方法。

2. 你认为痴呆专业照护最重要的理念是什么？为什么？

3. 痴呆专业照护的工作方法是什么？

4. 跨专业照护团队的成员应包括哪些专业人士？

5. 护理人员在痴呆专业照护中的工作任务是什么？

6. 护理人员可以采取哪些基本工作方法，来实践以人为中心的专业照护？

第5章
与痴呆老人建立有效沟通

学习目标

➢ 熟悉痴呆老人常见的沟通障碍

➢ 掌握导致痴呆老人沟通障碍的原因

➢ 掌握与痴呆老人沟通的有效方法

痴呆老人常常会有不同程度的沟通障碍。随着病情的发展，他们用语言与他人交流的能力会逐渐衰退，表达他们真实需要的能力也会越来越差。而且，在很多时候，一旦沟通受阻，往往就会诱发行为问题，从而增加护理难度。

沟通之所以重要，是因为无论对于家庭照护者还是专业护理人员，有效的沟通都是良好照护的基础。如果照护者无法与老人建立良好的交流，就很难理解老人到底要什么；老人也不明白照护者到底要做什么，无法很好地配合护理，引发很多的问题。

了解痴呆老人常见的沟通障碍和原因，掌握与老人沟通的有效方法，有助于照护者和老人建立起全新的沟通模式，为优质照护打好基础。

第1节　痴呆老人常见的沟通障碍

痴呆老人在病程的不同阶段，会表现出多种多样的沟通障碍，比如：

1. 找不到合适的词语来表达自己的意思；

2. 谈话速度缓慢，有的时候会出现交流的中断；

3. 谈话的时候，跟不上别人的思路；

4. 话说了一半儿，却想不出接下来该说什么；

5. 难以理解别人说话的意思，也难以清楚地表达自己的想法；

6. 在进行长时间的谈话时，难以专注；

7. 容易转移注意力，也很容易受到周边噪声的影响；

8. 有时候说话，会不假思索地冲口而出；

9. 重复提问，或者反复讲述同一件事情；

10. 叙述的事情不真实、甚至没有发生过的；

11. 第二语言能力可能先行丧失；比如：一位广州老人曾经学习过普通话。但是随着痴呆病程的发展，他已经无法用普通话与人交流，但他仍然听得懂粤语，并能简单应答。

12. 因为沟通受阻而逐渐沉默，不爱说话；

13. 因为沟通受阻而发脾气，埋怨是别人造成了这种问题；

14. 晚期痴呆老人说话会变得含混不清，令人难以理解；

15. 最后完全失去语言表达能力，交流只能依靠几个简单的词汇和手势。

第2节　导致沟通障碍的原因

一、疾病的影响

1. 痴呆让患病老人的短期记忆受损，导致老人很难跟得上和别人的谈话；

2. 痴呆导致老人的注意力下降，很难专注在谈话上；

3. 痴呆导致老人思维混乱，引起沟通障碍；

4. 痴呆影响大脑的特定区域，导致老人的语言能力逐渐丧失；

5. 痴呆导致老人的心理和情绪容易波动。一旦沟通遇到挫折，就容易引发情绪问题，甚至引起更激烈的行为问题（比如发脾气、骂人、打人）。

二、护理人员的因素

痴呆老人出现沟通障碍，不排除存在护理人员的因素，比如：

1. 和老人说话时的速度太快，老人听不明白或跟不上了；

2. 说的话太复杂，老人难以理解；

3. 说话声音太大，把老人吓到了。护理人员如果掌握不好语音、语调，对老人是一种不良刺激；

4．态度不耐烦。如果护理人员不能理解老人的沟通能力已经受损，就有可能变得不耐烦，总是期待他们能赶紧说出来"到底想要什么"。但是，老人真的已经做不到了；

5．和老人较真儿。护理人员的认知能力是完整的，所以他们会很清楚地知道老人哪些地方说得不对或者做得不对。有的护理人员因此去纠错。但是，老人并不理解真正发生了什么。纠错的结果就是让老人感觉很沮丧，甚至会激怒老人；

6．照顾不到位或观察不仔细。痴呆老人已经无法清楚地表达自己身体的不舒服，或者护理方面的需求。当护理人员无法洞察和满足老人的需求时，也会引起沟通障碍。

三、环境因素

造成痴呆老人出现沟通障碍的因素还包括环境，比如：

1．如果老人所处的环境太嘈杂，旁边有太多人，老人就很容易分散注意力，或者感觉迷糊，影响他们的沟通能力；

2．如果老人所处的环境让他们感到不舒服，就会影响到他们和其他人的交流；

3．有些环境因素会造成老人的幻觉或错觉，也可能成为沟通的阻碍；比如：一位老人看到镜子里的人影，认为是有人破门而入行窃，因而大声叫喊。

第 3 节　与痴呆老人沟通的重要原则

一、保持同理心

护理人员要对老人保持同理心，尝试用老人的眼睛来看世界。这样就能感受到老人的处境，理解他们有时候表现出来的奇怪言语和行为的含义。

二、给老人表达的机会

护理人员要理解的是，虽然老人已经不能真实可靠地表达自己的感觉和需要，但是，他们依然渴望表达，渴望得到别人的关注和倾听。

当老人希望表达的时候，护理人员要做到认真耐心地倾听。这无论是对痴呆老人还是对正常的老人，都能够很大程度地维持他们的自尊，让沟通变得顺畅起来。

三、尊重老人的感受

护理人员需要尊重和关注的是老人的感受，而不是事实本身。由于思维混乱，老人有时候描述或认定的事情是不真实或不存在的。护理人员要设法体会老人想表达的感受，并对这种感受表示理解、体谅和尊重，而不要去纠正或指责老人所表述的内容。

四、接受而不是改变

护理人员要接受老人现在的样子，不要尝试去改变他们，而是尝试去理解和帮助他们。护理人员需要牢记的是，"在痴呆老人的世界里，已经没有对和错"。要对老人表达的感觉持开放态度，这将有效减少未来护理工作中的摩擦。

五、不要任意哄骗老人

患有认知功能障碍的老人可以活在多个知觉层面上，而且经常并存。他们因而会表现得有时候清楚，有时候糊涂。有经验的护理人员不会轻易对痴呆老人说谎，就是因为他们了解，在某些层面上，老人其实知道真相是什么。

第4节　建立有效沟通的方法

◇ 护理人员在和老人接触的时候，要保持耐心、开朗和令人安心的态度。

◇ 从正前方接近老人。如果护理人员突然从后面接近，老人容易受到惊吓。

◇ 用老人喜欢的名字或尊称，亲切地称呼老人。

比如，有些老人不太喜欢别人称呼自己"爷爷"、"奶奶"、"叔叔"、"阿姨"，而是喜欢被人称呼为"张教授"，或者"蔡老先生"。护理人员要尊重老人的喜好，给老人个性化的称呼。

◇ 护理人员在和老人交流的时候，要尽量让自己的身体位置处于老人的水平视线以下，这样不会带给老人压抑和被逼视的感觉。

◇ 在提供护理服务前，每次都介绍一下自己。因为就算护理人员前一天照顾过某位痴呆老人，第二天老人也有可能不再记得了。

◇ 恰如其分地赞美老人，有助于和老人拉近距离、建立交流。

◇ 护理人员如果要和老人讲话，首先要先吸引老人的注意力，等老人注意到的时候再讲话。而且，护理人员需要了解，痴呆老人的注意力通常只能维持很短的时间。

◇ 护理人员要和老人保持亲切的眼神接触，这样会观察到老人是不是把注意力集中在自己身上。

◇ 说话的语气要温和，语速放慢，好让老人听清楚；说话音量要合适，不能太小，也不能太大。

◇ 在实施护理任务前，用简单的一句话告诉老人，自己要帮助老人做什么。如果老人没有听清楚，可以把这句话重复几遍，配合手势，以便让老人理解。

◇ 要保持微笑和友好的身体语言，不要做类似交叉双臂的动作，或者板起脸，否则老人就会感觉到护理人员不高兴了。痴呆老人的语言交流能力会逐渐下降，但是仍然能感知到护理人员透过身体语言传递出来的信息。

◇ 当老人表示出想和护理人员说话的时候，护理人员需要暂时停下手里的事情，面向老人，耐心仔细地倾听。

◇ 要留给老人充足的时间来表达自己的意图。切忌表现出不耐烦，或者催促老人。

◇ 如果老人表述不出来某样东西，护理人员可以请老人指给自己看。

◇ 如果老人用错了词，或者不能找到合适的词语来表述，护理人员要尽量猜测老人想要表达的意图。

◇ 要注意观察老人的身体语言，揣测老人试图表述的意图或感受。

◇ 如果老人表现出着急或者烦躁，护理人员可以安慰老人：别着急，没关系的!

◇ 一旦弄明白了老人的意思，护理人员应微笑点头，鼓励老人。

◇ 和老人说话需要简单明了，不要一次说很多的内容。

◇ 要留给老人充足的时间去理解和反应。

◇ 一次只问一个问题，然后耐心地等待老人的回答。痴呆老人一般都需要更多的时间来组织语言，或者表达自己的反应。

◇ 不要用对小孩子说话的口吻和老人讲话。

虽然照顾痴呆老人的时候，护理人员的确要抱有爱护婴孩之心；但是要记得，不要用对小孩子说话的口吻对老人讲话；否则，老人会感觉不舒服、感到没有被人尊重。

◇ 如果老人没办法理解护理人员说的某样东西，可尝试着直接指给老人看。

◇ 护理人员每天都要抽时间和老人说说话，不要让老人因感觉孤独而自闭、淡漠；哪怕只是微笑着打招呼，或者说一句由衷赞美的话，都会给老人带来一点快乐。

◇ 和老人交流的时候要保持耐心和镇静。如果老人发脾气，护理人员需要了解这是老人尝试沟通的一种方式。

◇ 多鼓励老人做力所能及的事情，不管做得是好还是坏，都要向老人表示感谢。

◇ 善用身体语言。护理人员可以根据老人的喜好，采取握手、抚摸、轻轻拥抱等方式，让老人能够感受到护理人员的关心和爱护。

◇ 即使老人某件事情没有做好，不要直接指出错误或者埋怨，而是要尝试引导老人试试别的方法。

与有听力问题的痴呆老人交流

当老人罹患痴呆，沟通就会变得困难。如果老人同时还有听力问题，那沟通就会愈发艰难，因为老人可能根本没听清楚护理人员在说什么，而且他们通常也不会要求别人重复。

如果痴呆老人听力减退，可以借助于助听器。但是，护理人员需要了解的是，助听器能让所有声音（包括周围的噪声）变大，很容易让老人感觉混乱。

下述方法可以帮助护理人员与有听力障碍的痴呆老人进行交流：

◇ 如果老人使用助听器，护理人员可以随时检查一下，确保助听器处于开启状态，而且音量也合适。

◇ 助听器应被妥善地放置在耳朵内，好发挥其效果。

◇ 护理人员要定期检查助听器里的电池。

◇ 如果老人有听力问题，护理人员就要用更多的时间来和老人交流，让老人能听到自己说什么，理解自己的意思。

◇ 每次和老人讲话前，护理人员都需要从老人的前方接近和面对老人，让老人能够清楚地看到自己。

◇ 事先想好要说什么。简短明了的语句最容易被理解。

◇ 如果老人有一只耳朵的听力相对好一些，护理人员可以对着那一侧的耳朵说话。

◇ 对令人分心的周围噪声保持警觉。如果护理人员要和老人讲话，可以先关闭收音机、电视、音乐播放器，或者调低音量。

◇ 讲话要缓慢而清晰，让老人更容易地听清护理人员说的每一个字。

◇ 护理人员需要时常观察老人是不是真的理解了自己所说的话，看看老人是不是按自己说的去做了。有听力问题的痴呆老人往往会掩饰自己其实没听清、或者没听懂别人所说的话。

第5节　与痴呆老人沟通的禁忌

◇ 不要批评和纠正老人。

◇ 不要和老人进行争论，甚至争吵。

◇ 不要试图和老人讲道理。

◇ 不要考验老人的记忆力。

比如，不要总是问："您还记得吗？"这会令老人感到沮丧，因为他们很可能是真的再也不记得了。

◇ 不要使用冗长的推理或说教，这会让老人变得更混乱。

◇ 老人做错事的时候，不要纠正或者挖苦。

◇ 不要说"我告诉过您了"，只需要重复已经给过的答案。

◇ 不要说"您自己不能做那件事"，而要说"尽量做，我会帮您"。

◇ 不要对老人过分挑剔，要理解他们已经尽力而为了。

◇ 不要当着老人的面过多地和其他人谈论老人，尤其是谈论那些老人做得不好的地方。就算无法表达，痴呆老人仍然会感觉到自己被议论或者被忽视，心里会不好过。

◇ 永远不要喊叫。一个尖锐或过于响亮的声音，会显示说话的人是不高兴甚至愤怒的，老人会感到害怕，甚至可能发生过激反应。

📌 向患者学习

克里斯蒂的心声

澳大利亚有一位名叫克里斯蒂的女患者，她在 46 岁的时候被确诊为罹患阿尔茨海默病。她用写书的方式，记录着她独特的个人经历。对于家人和朋友可以怎样和痴呆患者沟通，克里斯蒂说出了自己的心声：

请给我们说话的时间，等待我们在乱麻成堆的脑底里搜寻到自己想要使用的词汇。请尽量不要打断我们的话语，只要耐心倾听就可以。如果我们不知道自己说到哪里，请不要让我们觉得难堪。

请不要催促我们做什么，因为我们思考或说话不够快，没有办法让您知道我们是否同意。请尽量给我们作出回应的时间，这样才可以让您知道我们是否真正想做这件事。

如果您希望与我们交谈，请想出一些交谈的方法。不要问一些可能惊吓到我们、或者让我们感觉不舒服的问题。

如果我们忘了最近发生的某件特别的事情，请不要以为我们没心没肺。只要给我们一点提示就好了，我们可能只是想不起来。

如果要和我们说话，请尽量避免背景噪声。如果电视机是开着的，请先把电视机关掉。

您也许能帮助我们回想起刚发生的事儿，也许不能。请别为难您自己。如果我们脑子里彻底没有这件事儿了，那我们是真的没办法想起来了。

（引自：洪立、王华丽. 聪明的照护者－家庭痴呆照护教练书）

小结

1. 痴呆老人的沟通能力会随着病程发展而逐渐退化。当沟通遇到挫折时，痴呆老人就容易出现情绪和行为问题。

2. 导致痴呆老人沟通障碍的原因包括疾病对大脑的损伤，也包括护理人员沟通方法不当，以及环境因素的影响。

3. 与痴呆老人沟通时，护理人员要保持友好、耐心、尊重的态度，同时要掌握有效的方法，比如用老人喜欢的名字或尊称、简单明了的表达、善用身体语言、以及恰如其分地赞美和鼓励老人等等。每位痴呆老人都是不同的，护理人员应从工作中逐渐摸索和总结出老人进行个性化交流的方法。

思考与练习题

1. 哪些痴呆老人的沟通障碍是你在工作中已经遇到过的？请举例说明。

2. 护理人员的哪些不当言行会导致痴呆老人的沟通障碍？

3. 与痴呆老人进行交流需要掌握哪些重要原则？

4. 你在工作中是否遇到过和痴呆老人生气的情况？当时发生了什么事？你当时是怎么处理的？结果如何？如果事情重来一遍，你会怎么做呢？

5. 请列出至少10项与痴呆老人建立有效沟通的方法。

6. 请列出至少5项与痴呆老人沟通时不能做的事情。

7. 模拟练习：护理小组成员之间互扮痴呆老人和护理员，要求护理员与痴呆老人迅速建立起有效的交流。

第6章
日常生活照护的原则和方法

学习目标

➤ 掌握痴呆老人的日常生活照护原则

➤ 掌握病程不同阶段的照护要点

➤ 掌握为痴呆老人提供日常生活照护时的工作流程

痴呆老人每天都要经历起床、梳妆、吃饭、休闲、锻炼、上厕所、洗浴、睡觉等日常生活。由于受到痴呆的影响，老人的自理生活能力会逐渐下降。正常人做起来得心应手的事情，痴呆老人做起来就会遇到困难。护理人员要根据每位老人的特点和需求，提供个性化的照顾和支持。

第1节 痴呆老人的日常生活照护原则

一、根据老人的能力和特点，提供个性化的照顾

1. 定期评估老人的生活能力

随着病程的发展，痴呆老人的生活能力会逐渐退化。刚开始的时候，老人还基本不怎么需要他人帮忙；发展到最后，则需要全面护理。护理团队需要定期对老人进行评估，确定老人还保留着哪些生活能力，在哪些方面已经需要护理人员的帮助了。

定期评估痴呆老人的生活能力，可以帮助护理团队根据老人的需要，制订和调整护理计划。

针对老年人生活能力的评估工具有很多种，其中工具性日常生活活动能力（IADL）量

表是很常用的一个，主要用来评价老人的工具性日常生活活动的能力（如购物、烹饪、洗衣、理财、使用交通工具、做家务、打电话和药物管理），以及躯体性生活活动的能力（如吃饭、穿衣、步行、大小便和洗澡）。

在养老服务机构中，最熟悉老人的一线护理人员需要熟悉 IADL 量表（表6-1）的评估内容，并在日常照护中实时观察和评估老人生活能力的改变，以适应老人新的照护需求。

表6-1 工具性日常生活活动能力量表（IADL）

项目	分数
第一部分　工具性日常生活和活动	
A. 使用电话的能力	
1. 自己可主动操作电话，能查号码、拨号等等	0
2. 能拨几个熟悉的号码	1
3. 能接电话，但是不会拨电话	2
4. 完全不会使用电话	4
B. 购物	
1. 独立处理所有的购物需要	0
2. 独立进行少量购物	1
3. 部分购物过程需要有人陪伴	2
4. 任何购物过程需要有人陪伴	3
5. 完全不能购物	4
C. 做饭	
1. 独立计划、准备并做好适量的饭菜	0
2. 如果别人提供食料，能准备并做好适量的饭菜	1
3. 能加热别人已经做好的饭菜；或者准备饭菜，但不能保证适量	2
4. 需要别人把饭菜准备好和做好	3
5. 完全不能做饭做菜	4
D. 主持家务	
1. 能独立做家务，或偶尔需要帮助——比如干重活时需要帮忙	0
2. 能做日常轻体力家务，如洗碗、铺床	1
3. 能做日常轻体力家务，但不能保证达到可接受的整洁水平	2
4. 所有家务都需要帮助	3
5. 不参与任何家务	4
E. 洗衣	
1. 能独立完成衣物的清洗	0
2. 能洗小件衣物，如袜子等	1
3. 所有洗涤必须靠其他人完成	4

续表

项目	分数
F．交通方式	
1．能独立乘坐公共汽车，或驾驶小汽车	0
2．可以乘出租车出行，但不再乘坐公共车辆	1
3．在其他人陪伴下，可以乘坐公共车辆	2
4．在他人帮助下，有时乘出租车或汽车出行	3
5．完全不旅行	4
G．承担自己药物管理的责任	
1．能按照正确的时间和剂量吃药	0
2．能按照别人预先准备好的每次剂量，按时服药	1
3．不能自己准备和完成服药	4
H．理财能力	
1．独立处理财务，如去银行、付款、收款、记录收入等	0
2．管理日常购物，但在处理银行业务和大宗购物等情况下需要帮助	1
3．不能处理钱财	4
第二部分　躯体性自理能力表	
A．大小便卫生	
1．在盥洗室能完全自理，没有弄脏的情况	0
2．在自我清洁方面需要提醒，或需要帮助，或有少量的事故发生（最多一周一次）	1
3．睡眠时弄脏或弄湿，超过一周一次	2
4．清醒时弄脏或弄湿，超过一周一次	3
5．大小便失禁	4
B．吃饭	
1．吃东西无需帮助	0
2．吃饭时间吃东西需要少量帮助和（或）需要准备特殊食物，或在餐后清洁时需要帮助	1
3．自己吃饭需要适度帮助，并且不整齐	2
4．所有的就餐需要多方面的帮助	3
5．完全不能自己吃饭，并抗拒他人喂食	4
C．穿衣	
1．能穿衣服，脱衣服，并能从自己的衣柜里选择衣服	0
2．自己穿衣服和脱衣服，但需要少量的帮助	1
3．在穿衣服或选择衣服方面，需要适度帮助	2
4．在穿衣服上需要很多帮助，但能够配合他人的帮助	3
5．完全不能自己穿衣服，并对他人的帮助有抵触	4

续表

项目	分数
D. 梳理（整洁、头发、指甲、手、脸、衣服）	
1. 总是穿戴整洁，妆饰恰当，无需帮助	0
2. 能自己适当梳洗，偶尔需要少量帮助（如修胡须）	1
3. 在梳洗上需要适度合理的帮助或指导	2
4. 所有的梳洗都需要帮助，但在他人帮助后能保持整洁	3
5. 抗拒他人帮助梳洗的所有努力	4
E. 躯体步行	
1. 步行到场地或市区	0
2. 在居住区内步行，或在一条街道附近步行	1
3. 步行时需要选择手杖，或步行器，或轮椅	2
4. 坐在椅子上或者轮椅上无需支持，但没有帮助自己无法前行	3
5. 一半多的时间卧床不起	4
F. 洗澡	
1. 自己洗澡，无需帮助	0
2. 在进出浴盆时需要帮助	1
3. 自己只能洗脸和手，不能洗身体其他部位	2
4. 不能自己洗澡，但配合他人给自己洗澡	3
5. 不能自己洗澡，并且抗拒别人让其保持清洁的努力或帮助	4

IADL 量表的最高分值为 56 分。小于 16 分为完全正常，大于或等于 16 分就有不同程度的功能下降，大于或等于 22 分就是有明显的功能障碍了。

2. 关注老人的喜好

每一位老人的喜好都是不一样的。他们可能有自己最喜欢的牙膏、衣服、食物，以及最喜欢的活动（比如音乐或者书法）。

护理人员需要了解老人的这些喜好，在日常生活中，多提供一些能让老人感到愉悦的物品，多安排一些能让老人高兴的活动，这样有助于让老人更好地配合护理工作。

二、关注老人尚存的能力和长处

痴呆老人的生活能力会逐渐衰退。每天，甚至每个小时，老人都有可能经历失败和挫折，因为有些事情他们真的已经做不好了。无论是家庭照护者还是专业护理人员，如果一直盯着这些失败，那么，漫长的照护岁月会变得没有希望。

痴呆的确会夺走老人某一部分的能力；但是，老人仍然会保留很多其他能力。对老人的生活能力进行评估，更重要的是发现老人尚存的、还没有退化的能力。护理人员要善于鼓励老人发挥这些能力，多多参与生活事务。

老人在做这些活动的时候，护理人员可以在一旁注意观察和协助。如果以前会做的某些生活事务老人现在做不好了，护理人员可以进行口头或动作提示，或给老人做示范，必要时再予以帮助。

总之，护理人员要多动脑筋，充分发挥老人剩余的能力，不要因为老人做不好的事情而失望，而是要善于为老人和护理人员自己创造更多的成功。

📌 向家庭照护者学习

这是一位照顾痴呆母亲的女儿写下的一篇年终盘点——

老妈的 2013

2013 年已经变成地平线上的一个小黑点，我们再怎么招呼，她也不会回头了。她的大脑正在发生某种神秘的变化，一只无形的橡皮擦，正以飞一般地速度擦去她的记忆。她，就是我患了阿尔茨海默病的老妈。

这一年，阿尔茨海默病更加威武、更加疯狂，但在我们三个孩子和阿姨的精心照料下，老妈并未彻底败下阵来。经过年终盘点，我发现她还拥有不少的能力呢！比如：

◇ 还能自己吃饭，虽然有时要喂；

◇ 还能自己上厕所，虽然需要提醒并被带到马桶旁；

◇ 还能分清亲人和外人，虽然会把女儿当作妈妈、姐姐；

◇ 还能自己刷牙，虽然有时会把水咽到肚子里；

◇ 还能自己洗脸，虽然经常要把毛巾叠来叠去；

◇ 还能自己梳头，虽然会把牙刷当梳子；

◇ 还能站着淋浴，虽然冲洗头发时不肯低头；

◇ 还能自己穿衣服，虽然需要别人帮她套上；

◇ 还能自己叠被子，虽然叠出的是颇具创意的多边形；

◇ 还能走很长的路，虽然走得相当慢；

◇ 还能和人打招呼，虽然对方可能是个陌生人；

◇ 还能咽下小药片，虽然大的咽不了；

◇ 还能去理发，虽然洗头时有点害怕；

◇ 还能配合治疗足病，虽然泡脚时会发脾气；

◇ 还能跟着音乐起舞，虽然舞姿比较特别；

三、维持老人的自信和自尊

虽然老人的认知能力和生活能力都在逐步衰退，但他们依然需要体现自身的存在感，需要通过一些事情来证明自己的生命依然有价值。

无论老人生活在家里还是在养老机构，护理人员都应该创造一些机会，鼓励老人参与家务劳动、兴趣活动以及小型聚会，让老人有所表现。老人做得好坏不应该是护理人员首要关注的问题。护理人员需要关注的是，老人在尽力地做着有意义的事情。这就是成功。

在日常生活中，护理人员要多多鼓励和表扬老人。当老人独立完成了某项任务，无论是刷牙、洗脸、吃饭、做家务，还是完成了某项兴趣活动，无论做得好坏，护理人员都要以真诚之心赞美他们、感谢他们，让老人觉得很有成就感。同时，护理人员要特别顾及老人的自尊心，维护他们的尊严。

痴呆老人在日常生活中难免出错，给护理人员带来一些麻烦。这些都是疾病造成的后果。而正因为如此，护理人员要特别注意，在任何时候都不要去责备老人，不要让他们感觉难堪。比如，当老人因为控制不了大便，把裤子和扶手椅都弄脏了，护理人员不要责备，而是要告诉老人：来，我帮您弄干净吧！

📌 **特别链接**

护理人员的不当言行

护理人员有时会在不经意间挫伤老人的自尊心。护理人员常见的不当举动或言语表现包括：

◇ 在老人面前，和别人随意讨论他们的病情和行为症状，仿佛老人不存在一样。这会让老人感觉很受伤。

特别链接

◇ 当着老人的面，向他人倾诉或抱怨护理工作的辛苦。这容易让老人产生负罪感，或者恼羞成怒。

◇ 用对小孩说话的口吻对老人说话，比如"你真乖"、"睡觉觉"、"吃饭饭"等。虽然痴呆老人有时候的行为表现像个小孩子，但他们毕竟是拥有几十年人生阅历、有尊严的成年人，切忌用对小孩的口吻或者态度来对待他们。

四、营造舒适安全、具有支持性的生活环境

由于疾病的影响，痴呆老人的大脑和身体功能会发生一系列的变化。这些变化可能包括：

1．记忆力和定向力下降。无论是居家生活还是在养老院中生活，痴呆老人都有可能因为记忆力和定向力的缺损，而不记得自己的具体位置，找不到想要去的地方。比如，在家里生活的老人找不到卫生间在哪里；在养老院生活的老人找不到自己的房间。

2．沟通和理解能力下降。老人可能无法理解文字说明，看不懂指向标上的文字；沟通能力的缺损又让他们很难表达自己的需要。

3．对情绪和行为的控制力变差。如果老人在一个环境中感觉陌生和困惑，就很容易变得焦虑和恐惧，进而诱发精神行为症状出现；

4．身体功能下降。痴呆老人的行走及保持平衡的能力会逐渐下降，步姿可能发生改变，老人容易跌倒；随着病程进展，他们在行动会需要借助拐杖、助行器、轮椅，而且需要他人的陪护。

5．感知能力缺损。由于大脑特定位置受损，痴呆老人的视觉、听觉、敏感度，以及深度感知能力，均可能会发生变化。

正是由于这些变化，痴呆老人比一般体弱的老年人更需要一个舒适、安全和具有支持性的生活环境。护理人员应该了解，适合痴呆老人生活的环境所需要遵从的原则：

1．安全性

痴呆老人生活的环境必须重视安全。比如：

（1）家中及院舍需提供充足的光线及照明；

（2）地面需防滑，避免反光及凹凸不平；

（3）房间内的桌子、茶几的边角应为圆角，椅子则应该是高度合适、结实的扶手椅；

（4）家居环境需简化，减少可能带给痴呆老人的感受和行动上的负荷。如，移走地面上的小块地毯，以免绊倒老人；

（5）卫生间需采用防滑的地面材料，并安置扶手；

（6）痴呆老人会出现游荡行为，为了防止老人在无人陪护的情况下离开住所，家庭和养老院都需要安装防走失的监控设备。尽量利用色彩、工艺品等进行遮挡和掩盖不能让老人接触的物品或者区域，比如，在不能让老人出入的门上挂上帘幕或者大幅的图片，让老人注意不到门，就可以有效地避免老人出入。

2. 支持性

良好的环境能够弥补一部分痴呆老人的认知缺损，有效地维持老人的自立性，同时可以减轻照护压力。比如：

（1）在环境中加强导向或提示的信息，如使用图形加文字的指示牌、日历、时钟等。居家护理人员可以建议家庭照护者在厨房的灶具旁贴上危险的标记。

（2）养老院可以在室内的长走廊和室外的花园、小路上安置座椅供老人休息。座椅的颜色要和环境有鲜明的对比，来帮助视觉和空间感知能力缺损的老人准确地坐到椅子上。

（3）贴在布告栏里的信息字体要大，最好配图。

（4）养老院可以在老人的房间门口贴上老人的照片或老人最为熟悉的某样物品，以帮助老人找到自己的房间。

3. 家的感觉

痴呆老人和我们一样，喜欢"家"的温暖、舒适和安宁，而不是机构化的严肃和刻板。因此，养老院在为痴呆老人规划设计居住空间时，应采用居家化的风格。

另外，痴呆老人在迁入养老院时，很容易因为环境变化所带来的陌生感而出现焦虑、抑郁、激越、游荡甚至逃离等心理和行为症状。护理团队可以允许老人带他们熟悉和喜欢的一两件家具和装饰物品入住，用于布置老人自己的生活空间，增加环境的熟悉感和亲切感。

4. 适当的感官刺激

痴呆老人需要适当的感官刺激，用以维持他们的认知和感知世界的能力，维持他们的生活功能，并带给他们放松和愉悦的感受。护理人员可以采取的方法包括：

（1）在老人的生活空间中播放音乐。护理人员可以向老人及其家庭成员了解老人所喜欢的音乐类别是什么，然后为老人播放这一类别的音乐。

（2）在环境中放置一些老人可以触摸和搂抱的物品，如大头娃娃，玩具小狗，大黄鸭，维尼熊。

（3）在环境中提供某种芬香的刺激，如，在活动室放置精油香薰；下午茶时间则让空间飘荡茶香和烘焙点心的香气。

（4）在活动空间挂上艺术画，让色彩、线条、图案给老人以视觉上的刺激。

（5）在养老院里布置一个怀旧区域，比如上海的养老院可以布置一个"老上海"，在那里放置老上海的图片、老上海的漫画如《三毛流浪记》、上海的旗袍和缝纫机、上海的美食图册、上海家喻户晓的明星照片等，来维持老人的远期记忆。

五、培养有规律的作息习惯

对于痴呆老人来说，一个熟悉而有规律的作息时间表，有助于稳定病情，维持他们的日常生活能力。

由于认知能力逐渐衰退，痴呆老人的生活功能会受到影响，很容易因为生活中遇到的困难而感到迷糊和焦虑，因而特别需要稳定的感觉。

所以，护理人员要为老人安排固定而有规律的生活作息。生活作息的安排最好参考老人过去的生活习惯；并且每项活动的时间和方式最好不要经常变动，否则，老人很容易就被搞糊涂了。

当老人很清楚地知道下一阶段要做什么，他们的焦虑感就会减轻，生活的自主性和独立性就能得以维持更长的时间。如此一来，护理人员也就相应地减轻了压力。

六、注意安全，防止意外

由于认知功能的下降，痴呆老人会对生活中可能构成伤害的不安全因素丧失警觉。很多正常人认为很安全的物品或事情，对于痴呆老人来说，却存在着安全隐患。因此，护理人员一定要时刻把老人的安全放在心上，尽可能地防止各种意外的发生。

护理环境不同，潜在的安全风险也有所不同。无论老人生活在家里还是在养老机构，护理团队都需要采取有效措施，保障老人的安全。

1. 限制老人接触和使用危险物品

由于记忆力、判断力变差了，痴呆老人在使用某些物品的时候，很可能会导致自己或者他人受到伤害。这些危险物品包括：刀具、电熨斗、搅拌机、电动工具、锯子、老鼠药、杀虫剂等等。

因此，护理人员必须要限制老人接触和使用这些危险物品。要把此类物品收藏在老人不容易找到的地方，而且上锁。

2. 陪伴老人出行，防止发生意外

痴呆老人在外出时，护理人员或家庭照护者一定要陪伴出行；否则，老人很容易就会遇到危险。

环境中可能对痴呆老人造成危险的因素包括：

（1）马路：痴呆老人有时会忘记过马路要看红绿灯，有时会忘记行人是不可以走入高速路或者快速路的；

（2）陌生而嘈杂的环境：痴呆老人在不熟悉的环境里，容易感到困惑和惊慌，尤其是人潮拥挤的公共场所，对于老人来说是陌生而危险的；

（3）夜晚或阴天：在夜晚和阴天这些光线不足的时候，痴呆老人就容易迷失。某些老人在白天能找到回家的路，晚上就找不到了。

3. 规避日常操作中的危险

痴呆老人在自我照顾或者做家务的时候，很有可能进行一些危险性的操作，比如：

（1）把身子探到窗外或者阳台外去晾衣服；

（2）把金属制品放进微波炉；

（3）吃不洁的食物；

（4）忘记关水龙头；

（5）忘记关火，把锅烧干、烧糊；

（6）把塑料或搪瓷容器放到炉子上烧；

（7）在使用电热壶或烤箱的时候被烫伤。

当老人还有能力使用小家电的时候，为老人配备的小家电（如电热壶、烤箱、微波炉）需要具备自动关闭功能。在老人使用这些小家电的时候，护理人员或家庭照护者需要在一旁监控，以免老人不小心弄伤自己，或者因为误操作而发生危险。一旦老人已经没有能力再使用这些小家电，护理人员或家庭照护者就需要把它们放在老人接触不到的地方，或者关闭电源。

如果居家生活的老人已经发生过忘记关火或不当使用小电器的状况，那么，护理人员和家庭照护者在必要的时候可以关闭煤气或天然气的总开关，拔掉电炉、电饭煲、烤箱、微波炉等电器的电源插头，并关闭电源总闸来控制这些电源的开关。

总之，痴呆老人因为认知能力、身体活动及协调能力都下降了，在日常生活中发生意外的风险就会大大增加。护理人员要细心监控，帮助老人规避这些风险。提供居家服务的护理人员可准备一份安全清单，配合家庭照护者及时发现居家环境中的安全隐患，以确保老人能够安全地居家生活。

4. 药物安全管理

随着病情的发展，痴呆老人会逐渐失去自我药物管理的能力。认知功能正常的老人会根据医嘱按时、按剂量服药，但痴呆老人有时会忘记吃药，有时会忘记自己吃过药而重复吃药，有的痴呆老人看到药就吃；还有的老人则拒绝吃药。

因此，老人一旦被确诊罹患痴呆，护理人员和家庭照护者就要为老人进行药物管理，协助和监督老人服药。对于居家生活的老人，需要将药物收藏在安全的地方，避免老人误服。

第 2 节　病程不同阶段的照护重点

一、早期阶段的照护要点

1．帮助老人维持记忆和认知功能

在痴呆的早期阶段，老人虽然会丧失短期记忆，但是，远期记忆，也就是很久以前发生的、对老人有意义的、以及老人很早就学会做的事情的记忆，还是能保留得比较完好。

虽然让老人的大脑恢复记忆是不太可能的，但是，护理人员可以尝试利用很多方法来帮助这一阶段的老人尽可能地维持记忆（尤其是远期记忆），让老人少一点失落感和恐惧感。这也可能是老人回忆有意义的人生的最后机会了。

早期痴呆老人还可以参加社区日间中心或养老机构组织的认知训练活动。护理人员要鼓励老人积极参与，并将某些认知训练融入日常照护的过程，以尽可能地延缓老人认知功能的衰退。更详细的内容可参见第 8 章的内容。

2．鼓励和引导老人积极参与生活事务，维持自立能力

早期的痴呆老人还保留着基本的日常生活能力。他们生活能力的下降主要表现在使用工具方面，比如忘记如何使用小家电，忘记如何使用提款机，无法为自己准备饭菜等等。但是，他们的躯体自理能力在这一阶段还是保留得比较完好，穿衣、洗漱、梳妆、吃饭等方面都基本能够自理。他们也愿意通过独立处理日常生活事务来尽可能地证明自己。

因此，护理人员在照顾早期痴呆老人的时候，要鼓励老人尽可能地参与生活事务，多做喜欢的事情，以维持其独立生活的能力。护理人员应该在老人切实需要的时候，才提供指导和帮助；而且，指导和帮助应尽可能地不动声色地进行，避免挫伤老人的积极性和自尊心。

如果护理人员能够在痴呆的早期阶段尽可能地帮助老人延长自理生活的能力，那么，老人就能够生活得更有信心一些，护理人员也相应地减轻了照护负担。

需要注意的是，早期痴呆老人有时候会意识不到对某些事情他们做起来可能是很复杂的，导致他们有时会做错事，或者被一些细节搞糊涂了。因此，护理人员要注意观察和监督老人的活动，观察他们哪些事情能做得好，哪些事情已经做不好了，以便能够及时提供帮助。

二、中期阶段的照护要点

1. 生活障碍的照护

与早期相比，中期痴呆老人的日常生活能力会出现非常明显的下降。老人不仅无法很好地使用日常生活工具，其躯体自理能力也开始明显衰退。正常人很容易完成的任务（比如穿衣、刷牙、梳妆、吃饭、洗澡、大小便等等），对这一阶段的老人来说，已经有难度了。

因此，在痴呆的中期阶段，护理人员要加强对老人的生活照顾，帮助老人应对生活上出现的各种障碍。

此外，在这个阶段，护理人员要把老人的日常生活安排得简单而有规律。虽然老人已经无法记住每件生活事务的目的和步骤，但是，简单、有规律的重复有助于老人培养熟悉感，进而给老人带来安全、舒适和自信的感觉。

中期阶段的老人已经无法独立完成一个复杂的任务。如果护理人员想要让老人做些事情，那就要事先计划好，而且告诉老人每一步应该做什么。

这一阶段的老人还需要有人来推动他们的活动。护理人员要选择老人能够接受的方式，引导老人参与日常活动，并且在过程中不断地鼓励和肯定老人。

老人从中期向晚期过渡的时候，生活自理能力会愈发下降，变得非常依赖护理人员。到了那一阶段，老人每天的生活安排得越简单越好。护理人员需要准备随时为老人提供帮助，因为此时老人所有的日常生活都需要监督、照顾和支持了。

2. 行为和精神症状的照护

中期的痴呆老人会出现比较严重的记忆丧失和混乱，同时伴随着众多的行为和精神症状。这是因为患病老人的大脑在中期阶段会受到更多的损伤，老人会变得更加迷糊。同时，老人的身体功能和生活自理能力也在明显衰退，而沟通能力的下降，又让老人无法准确表达自己的真实需要。诸多影响因素叠加在一起，导致老人会在这个阶段出现更多让人难以理解的行为变化。

在这个阶段，护理团队的一个工作重点是预防和应对患病老人的行为和精神症状，避免和老人发生不必要的冲突，让照护工作变得更为顺畅。第9章和第10章将专门讲解如何理解、预防和应对患病老人的行为和精神症状。

三、晚期阶段的照护要点

1. 加强个人护理，尽量保持身体上的舒适

进入晚期的患病老人，将丧失几乎全部的生活能力，完全依赖于护理人员的照顾。因

此，护理人员需要在老人的生活功能方面多多用心，关注老人的营养、排泄等基本生理需求，观察老人可能出现的疼痛与不适，避免压疮、吸入式肺炎、口腔问题等可能导致的感染，并在发现老人身体不适的迹象时及时报告护理主管和医护人员。

2. 让老人保持精神上的愉悦

晚期及临终阶段的痴呆老人的认知功能和身体功能已经几乎全部丧失，但是，他们还能感觉。护理人员可以采取很多方法，比如，耐心的陪伴，小声的谈话，轻轻的握手、轻触、抚摸，提供音乐、香氛、毛绒玩具、松软的食物等等，尽量让老人去感觉宁静和喜悦。

在这段最后的旅程中，无论是护理团队成员还是老人的家庭成员，都要以尊敬之心维护老人的尊严，让老人保持情感和精神上的愉悦，直至生命最后一刻。

本教程的第 11 章和第 12 章将专门讲述如何为晚期和临终阶段的痴呆老人提供照顾和支持。

第 3 节　护理人员的工作流程

在为痴呆老人提供日常生活照护的时候，护理人员可以采取一个实用的工作流程，来有效地完成照护任务。这一工作流程如图 6-1 所示：

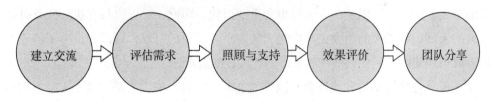

图 6-1　日常照护工作流程

一、建立交流

在执行任何一项护理任务前，护理人员都必须先和老人进行有效的交流，建立起友好和信任的关系。否则，老人有可能因为不明白护理人员是谁、搞不清楚护理人员到底要干什么而不肯配合。

在陈旧的护理模式中，由于痴呆老人语言和交谈能力的衰退，护理人员很少和老人进行交谈。其原因可能在于护理人员太忙碌，或者认为老人反正什么也不明白，不管说什么过一会儿也就忘记了。就算护理人员对老人说话，大多也只是提示一些需要老人完成的动作或任务，比如："您把胳膊抬起来一下"，"您吃晚饭吧"，"来，您躺下吧。"

但是，大量的研究和实践已经证明，护理人员和痴呆老人进行简单友好的交谈，能够让照护工作变得更为顺畅。因为，这种交谈建立起了信任。老人能够感觉到自己可以依赖护理人员，并得到护理人员的帮助。一旦信任关系建立起来，护理工作就会变得更容易了——老人就有可能主动配合，照护品质及老人的生活质量则得以改善。

护理人员可以采取简单的方法，迅速地和老人建立起友好的关系。比如，向老人微笑问好；用老人喜欢的名字或称谓来称呼老人；简单介绍一下自己；询问老人感觉好不好；恰如其分地赞美老人；给老人一件老人喜欢的物品，等等。

在照顾和护理老人的过程中，这种交流也不能中断。比如，在给老人穿袜子的时候，如果护理人员摸到老人的脚有点凉，可以关切地对老人说："您觉得脚有点凉吗？咱们赶紧把袜子穿上吧！"再比如，在吃饭的时候，护理人员可以问问老人食物好不好吃，听老人讲讲他们小时候喜欢吃的东西。

二、评估需求

护理人员在执行一项照护任务前，先要了解老人的需求。

老人的需求可以从已有的护理计划和工作任务单上了解，比如护理计划和工作任务单指出，某位老人需要护理人员选择合适的衣服，并在穿衣过程中提供口头提示和动作协助，那么护理人员就要根据指令完成这一护理任务。

不过，老人的能力和需求并非一成不变。在护理任务开始前和护理过程中，他们对于护理人员的态度、配合程度以及个人表现也会千变万化。因此，护理人员在执行任务时要实时观察老人的表现，从老人的角度去考虑老人的需求。必要的时候，可以和最为了解老人的家庭照护者或护理团队的其他成员一起来评估老人新的需求。

举例来说，在照顾某位自我进食有困难的老人吃饭时，护理人员要给老人系上围嘴；但老人对系围嘴表现得非常抵触，甚而因此拒绝吃饭。护理人员在这时候就要进行实时评估：系围嘴虽然可以避免老人在吃饭的时候弄脏衣服，但是会不会因此挫伤了老人的自尊心、让他不高兴了呢？

三、照顾与支持

当护理人员和老人已经建立起交流、并了解老人的照护需求后，就可以开始为老人提供服务了。

在执行照护任务的时候，护理人员需要牢记的是，不仅要为老人提供躯体方面的照顾，而且要为老人提供情感上的支持。照护工作不是单纯以"完成任务"为导向，而是要以"人"为导向。护理人员在工作中要及时、恰当地回应痴呆老人的需要或表达。

比如，在上面的例子中，当护理人员了解到给老人系围嘴可能会伤害其自尊、导致老人抗拒护理的时候，就可以顺着老人的心意，不再给老人系围嘴。

再比如，当提供护理时老人皱眉或哼叫，护理人员就要先停下来，关切地问老人："我是不是弄疼您啦？"然后安慰老人，而之后的护理动作就要做得更为轻柔小心。

护理人员必须了解的照顾痴呆老人的一个重要的窍门是，要让老人愉快。痴呆老人心情好的时候，就有可能很好地配合完成护理任务；反之则有可能抗拒，增加护理难度和压力。

四、效果评价

每位痴呆老人都是独特的，而且还有很多的不确定性。护理人员在执行工作任务的过程中会发现，有的交流方式和护理方法会很有效，有的却效果不佳。

因此，一线的护理人员要对护理效果进行实时评价。无论是成功的，还是无效甚至失败的经验，都能为以后改善护理质量提供依据。

这意味着护理人员不光需要记录某项护理任务是否完成，还需要记录老人在接受护理时的反应和表现，评价护理方法的有效性。通过一段时间的观察、实践和记录，一线护理人员将越来越熟悉自己所照顾的老人，逐步开发出适合这位老人的独特而有效的个性化的照护方法。

五、团队分享

无论是居家护理服务机构还是养老机构，都是由一个护理团队相互配合为老人提供服务。护理人员需要和团队成员，尤其是同一个护理小组的同事，分享照顾每一位老人的经验。如果家庭成员也参与照顾老人，那么这种分享还需要把家庭成员也纳入进来。

这种分享包括书面记录的传阅，也包括口头交流。护理团队可以定期召开会议，让团队成员之间进行分享和交流，还可以在护理人员的办公室或休息室设立一个告示牌，方便一线护理人员及时写下照护小贴士。

成功的经验是重要的，失败的经验也同样重要，因为这可以帮助整个团队在照顾和护理某一位老人的时候采取一致和有效的方法，并避免重复采用无效的方法，从而提高护理质量和效率。

小结

1. 在为痴呆老人提供日常生活照护的时候，护理人员应根据老人的能力和特点，提供个性化的照顾；要关注老人尚存的能力和长处；维持老人的自信和自尊；营造舒适安全、具有支持性的生活环境；培养有规律的作息习惯；注意安全，防止意外。

2. 在痴呆的早期阶段，照护重点在于帮助老人维持记忆和认知功能，同时鼓励和引导老人积极参与生活事务，维持自立能力；在痴呆的中期阶段，护理人员要加强对老人的生活照顾，帮助老人应对生活上出现的各种障碍，并预防和应对老人的行为和精神症状；在疾病的晚期阶段，护理人员要加强老人的个人基础护理，尽量让老人保持身体上的舒适，同时要兼顾老人精神上的愉悦。

3. 在为痴呆老人提供日常生活照护的时候，护理人员可以采取"①建立交流——②评估需求——③照顾与支持——④效果评价——⑤团队分享"的实用工作流程。

思考与练习题

1. 请使用工具性日常生活活动量表（IADL）为老人做一次评估。

2. 护理人员的哪些不当言行容易伤害痴呆老人的自尊心？

3. 痴呆老人需要什么样的生活环境？

4. 请列举至少六项影响到痴呆老人安全的风险因素，以及规避这些风险的方法。

5. 如何帮助早期痴呆老人维持自立能力？

6. 护理人员照顾痴呆老人的工作流程是什么？你认为哪个环节最重要？为什么？

7. 为什么在执行任务前，护理人员必须先和痴呆老人建立起有效的交流？

第7章
常见生活障碍的照护

学习目标

➤ 熟知痴呆老人常见的穿衣障碍，并掌握相应的照护方法

➤ 掌握痴呆老人的口腔护理方法

➤ 熟知痴呆老人在病程不同阶段的常见的饮食障碍，并掌握相应的照护方法

➤ 熟知痴呆老人常见的排泄障碍，并掌握相应的照护方法

➤ 熟知为痴呆老人洗澡时容易遇到的问题，并掌握相应的照护方法

➤ 熟知痴呆老人常见的睡眠问题，并掌握相应的照护方法

➤ 灵活掌握在日常照护中为痴呆老人提供生活训练的方法

　　痴呆老人的日常生活障碍，主要表现在穿衣、刷牙、吃饭、排泄、洗澡和睡眠等方面。这些生活障碍将随着病情的发展而加重，需要护理人员恰当的照顾和支持。

第1节　穿衣服

一、痴呆老人常见的穿衣问题

　　1. 不知道应该根据气温，穿着合适的服装。比如，有的老人在冬天只穿轻薄的衣物外出，而有的老人则在夏天穿上了棉毛衫。

　　2. 不知道如何选择合适的衣服。比如，有的老人看到衣柜里的很多衣服，不知道自己到底应该穿什么。

　　3. 不知道应该按照怎样的顺序穿着服装。比如，有的老人还没有穿棉毛衫或衬衫，就

直接把毛背心套上了。

4. 无法独立将衣服穿整齐。比如，有的老人会扣错扣子，显得衣衫不整。

5. 由于运动功能受损，穿衣服时动作僵硬缓慢。比如，有的老人难以把胳膊套入袖子中，有的老人系扣子或者拉拉链时会遇到困难。

6. 固执地选择穿着某件衣服，甚至拒绝替换，等等。

二、照护目标

1. 协助老人穿上合适的衣服，保持整洁的外表，让老人生活得有尊严。

2. 根据老人穿衣能力的缺损程度，提供相应的帮助和支持，最大限度地提高老人的独立性和自我照顾的参与度。

三、照护方法

1. 在帮助老人穿衣服之前，先和老人建立友好的交流，以便老人做好接受照顾的准备。

2. 根据护理计划和对老人的实时观察，了解老人在穿衣方面的能力和需求，以便提供相应的协助。

3. 针对老人不同的穿衣问题，采取实用而灵活的方法进行协助。比如：

（1）提前为老人准备好舒适、简单及穿脱方便的衣物。比如，开衫就比套头衫更容易穿脱；摁扣和拉链就不如纽扣来得方便。

（2）简化老人对衣物的选择。如果老人已经不知道如何选择合适的衣物，护理人员可以事先搭配好两套服装，让老人从中挑选。二选一对于老人来说，就变得容易多了。

（3）如果老人不知道按什么样的顺序穿衣服，那么护理人员可以先准备好老人要穿的衣服，然后按照穿衣顺序，每次只递给老人一件衣服，并给出明确的口头指导。

（4）如果老人自己还有能力穿衣服，只是动作会比较缓慢，护理人员就不能采取替代式的方法直接替老人穿衣服，而是要留给老人足够的时间，让老人独立完成穿衣服的任务。护理人员在一旁给予必要的口头提示和鼓励就可以了。

（5）如果老人经常扣错纽扣，护理人员可以在一旁温和提示，确保老人从第一粒纽扣开始就能扣在正确的位置上。

（6）如果老人的手臂活动不便，护理人员可以在一旁细心地协助老人把衣服穿上，并鼓励老人做力所能及的动作，比如系上纽扣。

（7）必要时，护理人员可以通过示范动作来指导老人自行穿衣。比如，老人不知道应该穿上毛背心，护理人员可以先示范给老人看，然后协助老人自己穿好毛背心。

（8）确保老人穿着舒适、结实、防滑的鞋子。

（9）如果老人很喜欢某件衣服，总是要求反复穿着、甚至拒绝替换，护理人员可以建议家庭成员为老人多置办一两件相同或者相似的衣服。这样既可以及时换洗衣服，又能保证老人依然可以穿着他们喜欢的衣服。

（10）如果老人拒绝穿衣服，护理人员可以先停下来，稍后再做尝试，而不要强迫老人马上穿衣。

4．在老人穿衣服的时候，护理人员要秉持耐心、体贴和鼓励的态度，并与老人进行愉快的交流，比如赞美老人穿上衣服后看起来很精神。

四、注意事项

1．尊重老人一贯的着装风格。有的老人喜欢在任何时候都穿戴整齐，并且认为这是体现个人尊严之处；有的老人则并不觉得穿着打扮有多么重要。这些选择都应得到护理人员同等的尊重。如果护理人员无法从老人那里获知他们对于着装的偏好，可以尝试从家庭成员那里收集信息。

2．如果老人不肯穿衣服，护理人员应尝试去找到老人不肯穿衣服的原因，比如，是因为老人还想继续休息，还是因为身体哪个部位的疼痛让老人在穿衣服的时候感到了不适。如果是后者，护理人员需要及时报告给护理主管或医生。

3．一旦老人在穿衣服的过程中表现出明显的能力或行为的改变，护理人员在护理任务结束后，需要及时以书面或口头形式报告老人的改变、自己当时的处理方法及效果，并在护理团队之间进行分享。

第 2 节　口腔保健

口腔和牙齿的健康与否，直接关系到老人饮食、消化和摄入营养的能力。没有良好的咀嚼功能，会给老人的身体带来不利的影响。因此，口腔护理在痴呆老人的日常照护中，就显得非常重要。

一、痴呆老人常见的口腔保健问题

1．忘记刷牙。

2．不知道如何刷牙，或者不知道如何按照正确的步骤来刷牙。

3．刷牙的时候无法集中注意力。

4．不愿意刷牙，甚至抗拒刷牙。

5．假牙佩戴不合适。

6．出现口腔疾病。

二、照护目标

1．确保老人的口腔卫生，降低因口腔问题导致的进食能力下降、营养不良及感染的风险。

2．根据老人刷牙能力的缺失程度，提供相应的帮助和支持，最大限度地维持老人的刷牙能力。

3．及时发现老人需要治疗的口腔疾病，减少因口腔不适而引起的抗拒护理及其他行为表现。

三、照护方法

1．在帮助老人进行口腔护理之前，先和老人建立友好的交流，以便老人做好接受护理的准备。

2．根据护理计划和对老人的实时观察，了解老人在口腔保健方面的能力和需求，以便提供相应的协助。

3．对于还保留部分刷牙能力的老人，护理人员可以采取以下方法来提供帮助：

（1）监督老人每天的口腔护理，包括早晚刷牙，饭后漱口及清洁假牙。

（2）每到刷牙时间，护理人员可以先提示老人现在可以刷牙了，然后引导老人前往刷牙的地点（比如，有的老人可以去盥洗室/卫生间刷牙，而行动不便的老人则可能需要坐在扶手椅、轮椅或床上进行口腔护理）。刷牙的时间和地点应尽可能地固定。

（3）根据老人的需要和喜好，为老人选用合适的牙具。牙膏可以选择老人喜欢的口味。牙刷可以选用儿童软毛牙刷，避免因老人用力不当而损伤牙龈。牙刷不超过3个月需更换一次。

（4）把刷牙分解成多个简单步骤，按顺序依次给予老人简短明确的口头指导，比如："您先拿起牙刷"，"您把牙膏挤到牙刷上"，"把牙刷放进您的嘴里"，"开始刷牙吧！"

（5）一旦发现老人在刷牙的时候分神了，护理人员可以温和地提醒老人，继续完成刷牙的任务。

（6）必要的时候，护理人员可以为老人作示范，让老人模仿自己的动作来刷牙；或者用手握住老人的手，轻轻地引导老人使用牙刷前后左右地刷牙。

（7）在协助老人刷牙的时候，要注意老人的牙龈、舌头和上颚都需要清洁。

（8）对于使用假牙的老人，护理人员需要在老人进食后和晚上睡觉前把假牙清洗干净。在老人睡觉前，需要把假牙摘下来放入清水浸泡，并定期用专用清洁剂进行清洗。

4．对于晚期及临终阶段已经卧床、生活完全不能自理的痴呆老人，口腔护理方法详见本教程第 11 章《晚期照护》和第 12 章的内容。

四、注意事项

1．护理人员需要认识到假牙的重要性，但同时也需要理解，某些痴呆老人在吃饭的时候并不喜欢用假牙。一旦遇到这种情况，护理人员应采取灵活的变通方法（比如为老人准备软食），保证老人可以在不佩戴假牙的情况下也能够吃饭，摄入必要的营养。

2．痴呆老人即使出现口腔问题，他们可能也无法用语言清楚地表达不适，而是可能用行为来表达，比如抗拒刷牙，或者在刷牙时呈现不愉快或痛苦的面部表情。这些迹象都提示老人可能出现口腔健康的问题。一线护理人员需要及时向护理主管或医护人员报告这些迹象，以便有口腔疾病的老人可以得到及时的诊治。

3．除此之外，老人在进食的过程中出现的不适迹象，比如勉强或痛苦的面部表情、抗拒进食的行为，也有可能是口腔问题引起的。一线护理人员同样需要及时报告。

4．监测老人可能出现的任何吞咽困难（如反复咳嗽或清嗓子），应相应调整刷牙的任务。比如：某位老人已经不能吞咽普通的液体，护理人员在为其清洁口腔时就不能再让老人用水漱口，因为这可能导致老人的呛咳或误吸。

5．对于生活在养老机构的老人，护理团队需要请富有经验的老年牙医定期检查入住老人可能存在的口腔健康问题，包括检查假牙是否合适。痴呆老人很难详细准确地描述自己的口腔不适，而老年牙医能够了解老年人的心理和常见问题，在检查和治疗过程中耐心引导并安慰老人，消除老人的恐惧；遇到紧急情况时也知道该如何处理。

6．对于居家生活的老人，居家护理团队也需要建议家庭照护者定期带老人去看牙医，进行口腔检查及护理。

7．一旦老人在进行口腔保健的过程中表现出明显的能力或行为的改变，护理人员在护理任务结束后，需要及时以书面或口头形式报告老人的改变、自己当时的处理方法及效果，并在护理团队之间进行分享。

第 3 节　饮食障碍的照护

随着病程的进展，痴呆老人会出现不同的饮食障碍，其饮食习惯也有可能发生改变。饮食和营养息息相关。一旦饮食出现问题，老人就会营养不良，进而加重老人的认知混乱，导致身体虚弱，增加跌倒、感染和其他危害身体健康的风险，同时存在激发行为和精神症状的可能性。因此，在日常生活照护中，护理人员必须加强老人的饮食和营养管理。

一、痴呆对老人饮食能力的影响

表 7-1　痴呆对老人饮食能力的影响

阶段	表现	可能的原因
早期	忘记吃饭的时间	• 记忆力下降
	忘记之前已经吃过饭了，吃了还想吃	• 记忆力下降 • 识别饥渴的能力下降 • 心理因素
	食欲不振，不想吃东西	• 身体因素（如感冒、发烧、便秘、口腔问题等） • 嗅觉、味觉减弱 • 识别饥渴的能力下降 • 药物影响 • 抑郁
中期	早期的表现都有可能在中期发生	同上
	不知道吃多少食物是合适的	• 记忆、判断、注意力等认知功能下降
	不知道什么食物可以吃，什么食物不能吃某些老人会去吃根本不是食物的东西	
	很容易分心，不能专注地吃饭	
	辨认食物和饮料的时候发生困难。某些老人无法分辨自己嘴里含着的到底是什么东西	• 认知能力，尤其是感知能力的衰退
	无法识别餐具和食物	
	无法正常使用餐具，比如，拿不稳筷子、使用小勺有困难、经常把饭菜弄到身上或者桌上，等等	• 失用症 • 感知能力衰退 • 身体运动能力衰退
	无法准确表达饥渴	• 识别饥渴的能力下降 • 语言和交流能力衰退
	某些老人出现吞咽困难	• 常见于血管性痴呆老人
	拒绝吃东西	• 情绪不佳，抑郁 • 身体因素（如感冒、发烧、便秘腹胀、口腔问题等） • 食物不适口，但由于老人语言沟通能力下降而无法表达 • 其他心理及行为障碍因素

续表

阶段	表现	可能的原因
晚期	失去使用餐具和自我进食的能力	• 认知能力和身体功能全面衰退
	食物含在嘴里久久不下咽	• 进入临终状态，身体功能衰竭
	吞咽困难，容易误吸	
	拒绝吃东西	

二、照护目标

1. 确保为痴呆老人提供适当的食物和水分，保持他们的营养健康，避免不必要的并发症。

2. 将用餐变成让老人感觉到愉悦和享受的活动，促进老人的健康和快乐，提高他们的生活品质。

三、照护方法

1. 早期阶段的饮食照护

（1）为老人选购食物

绝大部分早期阶段的痴呆老人都是居家生活的。一般说来，这一阶段的老人在吃饭的技能方面不会存在困难。但由于他们已经出现明显的记忆问题，他们就很难再独立地安排食谱、买菜和烧菜做饭了。

当老人还是居家生活的时候，家庭照护者或居家护理人员需要定期去菜市场或超市，为老人采购有助于健康并且老人比较喜欢的食物。采购时可以邀请老人同行，这样既可以让老人参与日常生活事务，并且方便老人选择自己喜欢的食物。

（2）为老人准备饭菜

早期阶段的患病老人可能已经不能独立烧饭，而且老人独自待在厨房可能也会有危险。因此，家庭照护者或居家护理人员就要承担为老人做饭的任务。某些社区提供的送餐上门服务，也是可供选择的一种解决方案。

（3）确保食物安全

由于老人的判断力已经下降，家庭照护者和居家护理人员就要成为老人的食品安全检查员，经常性地察看家里存放的食物（包括粮食、蔬菜、水果、调料、肉类、包装食品、酱菜、干货等）是不是已经过期，或者已经变质。要及时处理已经过期或变质的食物，避免老人误食。

（4）为老人提供优质而充足的营养

护理团队需要充当营养师的角色。老人每天吃什么、吃多少、怎么吃，都是需要悉心安排的。

良好的饮食和营养计划需要基于对老人的评估，并且能够平衡老人的营养需求、身体健康需求与个人的喜好。比如，某位痴呆老人罹患心脑血管疾病，但又特别喜欢吃红烧的五花肉，护理团队就需要通过评估，考虑各方面因素，开发出兼顾老人的健康需求并且尊重老人喜好的饮食计划。

原则上，老人应该多吃五谷杂粮和当地新鲜的时令蔬菜，适量吃水果，少量摄入动物蛋白和奶制品，并降低食用油的用量。这样的饮食结构能够帮助老人保护心脑血管，保护脑细胞，有助于延缓痴呆病程的发展。

2. 中期阶段的饮食照护

（1）营造良好的就餐环境

无论老人生活在家里还是在养老机构，护理人员要安排老人每天在相对固定的时间、地点，以及餐桌位置上用餐。固定而有规律的安排，可以给老人带来稳定而安全的感觉。

用餐环境光线要充足。痴呆老人分辨食物的能力和视空间觉通常会发生退化，而一个明亮的用餐环境能够让老人更好地看清楚食物，选择自己喜欢的东西吃。

餐桌的布置要尽量简单，只放吃饭需要的餐具，不要放置花瓶、装饰品、调味瓶、多余的餐具等不必要的物品，避免老人分心和迷糊。餐桌桌布的图案要简单，纯色的桌布就是很好的选择。

护理人员要确保老人使用的餐椅结实稳固，不会产生平衡问题。舒适的姿势是顺利用餐的一个关键因素。

就餐的时候，护理人员要关闭电视、音响、收音机等背景声响，尽量避免打扰老人就餐，让老人能够专注地吃饭。

此外，老人的生活环境中不要放置装饰用的水果蔬菜摆件，避免老人误食。

（2）为老人准备可口的食物和饮料

对于生活在家里的老人，居家护理人员可以协助家庭照护者，为老人准备合乎老人口味的食物，并按照老人喜欢的做法来烹调。

对于生活在养老机构的老人，护理团队要尽量根据老人一贯的饮食习惯和喜好来进行配餐。比如，从小在南方长大的老人目前生活在北方的一个养老机构里，但老人还保持着南方的饮食习惯。护理团队就要多为老人提供米饭、米粥、馄饨这样的食物。

为老人准备的食物要适合老人的咀嚼和吞咽能力。必要的时候，护理人员要把食物切成小块，烧的时间长一些，让食物变得软一点，便于老人的吞咽。

某些痴呆老人无法判断食物或饮料的温度是否合适。因此，护理人员要为老人把好关，给老人的食物或饮料不能太烫或者太凉。

痴呆老人有时候会丧失饥渴感，也会忘记每天都需要摄入足够的水分。护理团队需要创造条件，确保老人一整天都可以喝到水。水分的摄入可以灵活多样，从温开水、豆浆、牛奶、菜汤到水果茶、果冻和冰淇淋等等。护理人员需要了解老人的喜好，为老人选择其喜欢的饮品。

如果老人每次进食量偏少，护理人员可以采用正餐和茶点相结合的方式，保证老人获得充分的饮食摄入。

此外，不要给痴呆老人吃坚果、爆米花这类的食物；吃鱼时，要选用剔除了骨刺的鱼肉，避免老人被呛着、噎住或者被骨刺卡住。

（3）准备适合的餐具

护理人员要根据老人使用餐具的能力，为老人准备好合适的餐具。

痴呆老人适合使用容易持握、便于使用的餐具。比如，已经握不稳筷子的老人就可以改用勺子。

为老人选用的碗和盘子的颜色，要和餐桌桌面和食物的颜色有明显的区分。痴呆老人往往存在视觉障碍。如果餐具的颜色和桌面或食物的颜色相似，老人可能就会出现混乱，不知道应该挟哪儿、吃什么。

在大多数情况下，纯白色的碗和盘子就是不错的选择，老人可以比较容易地分辨出哪儿是食物，哪儿是装食物的容器，哪儿是餐桌的桌面，可以提高对食物的注意力。

（4）鼓励老人最大限度地发挥自己的能力

痴呆老人再也不能像正常人一样自如地完成吃饭这个任务。正因如此，他们更需要护理人员的理解、鼓励与支持。

中期的患病老人会遭遇更多的饮食障碍。他们可能会把饭菜汤水弄到自己的衣服、餐桌或地板上，夹菜的手已经不稳当了，吃饭的速度也会比正常人慢，也不再讲究那些餐桌礼仪了。护理人员需要心平气和地接受这一切，在老人出现这些问题的时候，不要心存抱怨或责备。

即便老人吃饭有困难，护理人员也应该鼓励他们最大限度地发挥自身的能力。护理人员要赞扬老人在吃饭的时候所付出的努力，同时在老人需要的时候及时提供帮助。比如：

◇ 如果老人用不好筷子，那就为老人换个勺子。

◇ 如果老人吃大块的食物有困难，那就把食物切成老人一口就能吃下的小块。

◇ 如果老人不会自己挑选食物，护理人员可以依次为老人夹菜，吃完一样再给一样。

◇ 如果老人已经不太会自己吃东西，护理人员可以给老人作示范，告诉老人应该怎么样吃东西。

◇ 护理人员还可以提供一部分不需要使用餐具、可以直接用手抓的食物（如红薯、玉米、花卷、包子、猪排等），帮助老人更好地进食。

很重要的一点是，痴呆老人吃东西的速度要比正常人慢很多。因此，护理人员要留给老人足够长的吃饭时间，而且要提醒老人细嚼慢咽，别着急，慢慢吃。

某些老人到了疾病的中晚期，已经需要护理人员帮助喂饭了。护理人员不要赶时间，喂饭动作一定要轻柔，切忌因为动作生硬而弄痛老人。每一口的喂食量要少，要等老人慢慢咀嚼、吞咽后，再接着喂第二口。

（5）善于把就餐变成令人愉悦的活动

饮食也是一种活动体验，有助于让痴呆老人拥有好胃口并享受整个过程。

护理人员要善于把就餐变成一种能给老人带来快乐的活动。当老人还生活在家里的时候，居家护理人员要鼓励家庭照护者和老人一起用餐，邀请老人帮忙布置餐桌；如果老人生活在养老机构，护理人员可以安排老人和其他关系好的"邻居"在一起用餐。老人在就餐的时候，护理人员应陪伴在老人旁边给予提示、协助和鼓励，并且和老人进行简单轻松的交谈，比如喜不喜欢今天的饭菜，小时候最喜欢吃什么，等等。

护理人员还可以为老人安排茶点时间，鼓励老人摄入水分，并和其他老人或护理人员进行愉快的交流。

能够和家人、"邻居"及护理人员一起用餐或进行茶点小聚，痴呆老人就会感觉自己并没有被排斥和孤立，会有兴趣参与其中。

3. 晚期阶段的饮食照护

在疾病的晚期，吞咽困难是痴呆老人最常发生的饮食问题。有的老人在喝清水、饮料或者清汤的时候，很容易被呛到；有的老人则会把食物含在嘴里，不知道要吞咽或者已经无法吞咽。由于无法顺利进食，老人会出现营养不良、脱水、电解质不平衡、体重下降、容易感染等一系列的身体问题。晚期痴呆老人的饮食照护请参见本书第11章的内容。

4. 食欲不振的照护方法

痴呆老人食欲不振、不想吃东西，无论是在疾病的早期、中期还是晚期，都是一个常见的饮食问题。

如果老人出现食欲不振的情况，护理人员首先需要请医生为老人进行检查，检查是否因为老人的身体或医疗问题而影响到了老人的正常进食，比如：

（1）口腔疾病或假牙佩戴不合适，造成老人进食痛苦。

（2）慢性疾病可能造成的影响。比如，糖尿病、心脏病、消化系统疾病、抑郁症、便秘等等，都可能会影响患者的食欲。

（3）某些药物的副作用。

如果经过医生检查，确定是由于上述因素影响到老人的食欲，那么，由医生妥善治疗或者重新评估药物治疗方案，都可能会让老人的胃口恢复得好一点。

除去身体及医疗问题外，造成老人食欲不振的潜在原因及建议尝试的照护方法如下（表 7-2）：

表 7-2　食欲不振的原因及照护方法

可能原因	建议的照护方法
情绪不佳	<ul><li>营造令人愉悦的用餐环境，比如让老人听听喜欢的音乐或老歌</li><li>为老人准备爱吃的东西</li><li>带有抑郁症的老人去看医生</li></ul>
感觉不到肚子饿	<ul><li>提醒老人应该吃东西了，激发老人吃东西的意愿</li><li>为老人准备爱吃的东西</li><li>少吃多餐，保证充分的营养摄入</li></ul>
食物不适口（比如不对老人胃口，软硬度不合适，温度不合适等）	<ul><li>为老人准备爱吃的东西</li><li>根据老人的咀嚼能力，提供软硬度合适的食物</li><li>注意食物和饮料的温度</li></ul>
因使用餐具出现困难而沮丧，不愿吃东西	<ul><li>准备容易持握的餐具</li><li>允许老人用手抓东西吃</li><li>必要时配合喂食</li></ul>
便秘腹胀	<ul><li>保证老人摄取足够的水分和纤维素</li><li>请医生进行治疗</li><li>增加力所能及的锻炼活动</li></ul>

四、注意事项

1．某些痴呆老人可能不记得自己已经用过餐，因而容易导致过度饮食。如果发生这种情况，护理人员可以采用少吃多餐的方法，关键是要控制老人的食物摄入总量，并监督老人的饮食。有些时候，护理人员还可以采取转移老人注意力的方法来避免老人的过度饮食。

2．只要痴呆老人没有因为患有其他疾病而必须进流食，那么，护理人员每天为老人准备的食物里需要包括可供咀嚼的食品，尽可能地维持老人的口腔和牙齿的功能。

3．如果老人坚决拒绝进食，护理人员不得强迫老人必须马上进食。护理人员可以稍等片刻再继续尝试，或者干脆先带老人去做些老人喜欢的事情，然后再回来吃饭。如果老人还是拒绝进食，护理人员需要及时报告护理主管或医护人员，检查老人是否因身体不适而导致了这一行为。

4．如果痴呆老人独自在家居住，社区送餐服务人员或居家护理人员需要观察和监督老人的饮食情况并及时提供帮助。比如，送餐服务人员发现老人并没有吃前一天送去的饭，就需要及时将这一情况反馈给主管，以便及时调整服务计划。

5．一旦老人在进行饮食照护的过程中表现出明显的能力或行为的改变，护理人员在护理任务结束后，需要及时以书面或口头形式报告老人的改变、自己当时的处理方法及效果，并在护理团队之间进行分享。

第4节　排泄管理

人体最主要的排泄途径是消化道和泌尿道，也就是排便和排尿。排便和排尿都是受中枢神经系统控制的复杂的反射活动。而痴呆老人由于大脑受到损伤，影响到中枢神经控制能力，因此，随着病程的发展会出现不同的排泄障碍。而照顾有排泄障碍的痴呆老人，就成为护理工作中的重点和难点。

一、痴呆老人常见的排泄障碍及原因（表7-3）

表7-3　痴呆老人常见的排泄障碍的原因

排泄障碍	可能的原因
• 直接在裤子里小便或排便 • 随地大小便	• 记忆力下降，导致老人可能想不起来卫生间在哪里，或者忘记应该去卫生间完成大小便 • 某些老人在有了尿意和便意的时候，忘记应该如何做出反应 • 由于定向障碍而找不到卫生间，或者晚上起夜的时候分不清方向，因此不能及时地在卫生间完成大小便 • 记忆力和判断力下降，导致看到房间里类似马桶的物品（如花盆、垃圾桶）而就地排便 • 沟通能力下降，导致老人不知道如何向照护者表达自己想大小便的需要，在得不到及时帮助的情况下就有可能直接大小便了 • 某些老人自尊心强，不愿意让人帮助自己，但结果自己也处理不好，就弄到裤子上了 • 行动缓慢不便，来不及到卫生间，或者来不及脱下裤子，就憋不住了，直接排尿或排便了 • 其他疾病的影响，比如泌尿系统感染、前列腺问题、糖尿病、脑卒中、神经系统及肌肉组织疾病（如帕金森病等） • 药物副作用

续表

排泄障碍	可能的原因
• 尿失禁 • 排便失禁	• 失去对尿意和便意的反应能力 • 无法控制大小便 • 其他疾病的影响 • 药物副作用
• 摆弄排泄物 • 把排泄物抹到其他地方，如衣服、被褥、墙壁等	• 不知道应该如何处理排泄物 • 因为把排泄物弄到身上而感觉不舒服，想赶紧把排泄物弄到其他地方 • 因羞耻感而想把排泄物藏起来
• 便秘	• 活动量少 • 饮食问题 • 药物副作用
• 其他排泄障碍，如腹泻、尿潴留、肠胀气等	• 活动量少 • 饮食问题 • 其他疾病的影响 • 药物副作用

虽然排泄障碍可能出现在疾病的任何一个阶段，但是，大部分症状通常出现在疾病的中期和晚期。其中，尿失禁有可能从中期就已经开始出现，而排便失禁则是晚期痴呆老人的普遍症状。

二、照护目标

1. 协助患病老人及时如厕，减少直接排泄尿便的概率；

2. 对于已经失禁的老人，帮助他们力所能及地如厕，维持其尚存的能力；

3. 识别老人已经直接排泄尿便的迹象并及时予以帮助，保持老人会阴和肛门处的清洁，预防皮肤感染和压疮；

4. 保护老人的隐私，维护老人的自尊心。

三、照护方法

1. 监测老人的大小便，定时带老人上卫生间

（1）护理人员要通过记录老人日常如厕的时间和频次，来评估老人的排泄习惯。要帮助老人保持这种习惯，并为保证老人的安全进行监护；

（2）护理人员可以通过与家庭照护者交流，了解老人的排泄习惯（比如每天早晨一次大

便），以及家庭照护者之前是如何帮助老人如厕的；

（3）基于日常记录和从家庭照护者那里获知的信息，护理人员可以根据每位老人的不同情况，制订一个如厕时间表，定时带老人去上卫生间。通常，如厕时间表应包括以下内容：

◇ 老人早晨起床后，带老人去上卫生间；

◇ 白天时段，根据老人的不同情况，每隔 1～2 个小时，带老人上一次卫生间；

◇ 老人喝水后 1 个小时左右，可询问老人是否想小便；

◇ 吃饭前要带老人去上卫生间；

◇ 吃饭后 1～2 个小时，注意观察和询问老人是否想去卫生间；

◇ 晚上睡觉前，要去上一次卫生间。

（4）护理人员要把老人容易出现大小便问题的时间记录下来，同时留意其和老人喝水、吃饭的时间间隔。只要护理人员能够发现其中的规律，就能尽可能地提前引导老人去卫生间，及时完成大小便。而这一规律将成为如厕时间表中的重要内容。

2. 善于识别老人出现排泄需求的迹象

当老人出现尿意或便意时，护理人员要能够及时予以识别。护理人员要了解的是，痴呆老人可能已经没有能力用语言来明确地表达他们想上卫生间的需要，而可能以身体语言或表情来表达。比如：

（1）拉扯裤子；

（2）坐立不安；

（3）发出不寻常的声响；

（4）踱来踱去；

（5）突然沉默；

（6）躲在角落里；

（7）烦躁、焦虑。

上述迹象都有可能表示老人需要上卫生间。护理人员需要悉心观察，尽可能地赶在老人发生状况前引导老人上卫生间。

随着对老人越来越熟悉，护理人员将会发现和理解老人特定的表达方式。护理人员需要和团队进行分享，帮助团队其他成员也能及时协助老人如厕。

还有某些痴呆老人在想上卫生间的时候，会使用与如厕完全无关的词汇，比如，有的老人说"我找不到灯"或者"水"的时候，可能是表示要上卫生间。因此，护理人员需要细心发现老人表示想上卫生间的"专用"语言，及时引导老人如厕。

3. 环境支持

（1）通往卫生间的过道要保持通畅。

（2）在卫生间的门口张贴醒目的标识，方便老人及时找到卫生间。

（3）卫生间要保持充足的照明。无论白天黑夜都要开着灯，方便老人如厕。尤其是晚上，卫生间也要有盏灯彻夜开着，确保老人起夜卫生间时，能够寻着光亮走过去。

（4）卫生间没有人的时候，门也要一直开着，方便老人能够直接看到马桶，知道这里是上卫生间的地方。

（5）平时要把马桶盖打开，方便老人使用。

（6）在马桶的侧边安装扶手，方便老人坐下和站立时能够借力，提供安全的保障。

（7）在房间里安装夜灯，方便在夜间引导老人如厕。

（8）在卧室里放置一个便携式的马桶或马桶椅，以备老人夜间急需时使用。

（9）挪走房间里摆放的废纸篓、垃圾桶、花盆等物品，以防老人把这些物品误认为是马桶而就地大小便。

4. 引导、陪护与支持

（1）对于还能用语言表达需要的老人，护理人员要鼓励他们主动提出上卫生间的请求。要告诉老人："如果您想上卫生间就告诉我，我扶您过去。"

（2）如果老人成功地完成如厕，护理人员要温和地夸奖老人。

（3）要留给老人足够的时间来排空尿便。如果需要，护理人员要帮助老人进行擦拭或清洁。

（4）老人上过卫生间以后，护理人员需要检查一下，看看老人是否已经解过大小便，并帮助老人冲洗马桶，把卫生间打扫干净。

（5）如果老人把大小便弄在身上、衣物上或床上，护理人员要细心地帮老人进行冲洗和清洁，并换上干净的衣裤。

（6）痴呆老人因为年纪大、动作慢，有些时候会因为来不及脱掉裤子而弄脏衣服。护理人员平时应该让老人穿着容易脱下来的裤子，比如，松紧带的裤子就比带拉锁的裤子容易脱下来。

（7）一旦老人已经出现排泄问题，那么，在他们起夜时，护理人员就需要陪伴老人去卫生间。因为晚上光线暗，老人很可能找不到卫生间，一旦控制不住就直接排泄了，或者找个垃圾筐就当马桶用了。如果护理人员能陪同老人尽快如厕，就会省去之后的很多麻烦。

（8）护理人员要能够识别老人已经直接排泄的迹象，比如房间里出现异味、衣物被弄脏、老人在内衣中垫纸巾或护垫、内衣裤被藏起来，以及老人对内衣的清洗越发隐讳。一旦发现老人把尿便弄在自己身上，护理人员要帮助老人及时进行清洁。

（9）如果某位痴呆老人已经多次出现直接排泄的情况，护理团队需要意识到，这位老人的如厕将高度依赖护理人员及时而恰当的帮助。

比如，对晚期痴呆的老人来说，护理人员无论告诉老人多少次要定点上卫生间，或者卫生间在什么地方，对于老人来说都是没有用的。因为这个阶段的老人即使感觉到自己要排尿便，他们也不知道应该去卫生间，也记不起护理人员和他们说的话，而且还无法识别卫生间在哪里。

因此，护理人员只是简单地告诉老人要定时上卫生间，以及卫生间在哪里是不够的。护理人员必须陪护老人前去如厕，并在如厕过程中提供必要的协助。

5. 尊重隐私，维护自尊

护理人员要理解的是，上卫生间是一件非常私密的事情。一旦上卫生间需要他人帮助，无论老人的认知功能是否正常，老人都会不同程度地因私人空间有他人存在而感觉不舒服，哪怕护理人员是在为老人提供帮助。因此，护理人员在照顾老人大小便的时候，必须尊重老人的隐私。

护理人员可以采取下述方法：

（1）在老人上卫生间的时候，关上卫生间门。

（2）在老人需要在房间里使用便桶的时候，请房间里的其他人离开（老人关系最好的家庭照护者除外）。

（3）对于合住的老人，在老人使用便桶或护理人员清洁擦拭老人私处的时候，要用屏风或拉帘遮挡。

（4）提前准备好清洁物品和换洗衣物，尽量减少老人私处暴露的时间。

（5）为老人准备干净的毛巾或毯子，盖住老人的身体。

在尊重老人隐私的同时，护理人员要注意维护老人的自尊心。即便老人因为没有及时上卫生间而弄脏了身体和衣物，或者随地大小便，护理人员也不要责备老人，让老人感觉内疚。要记住，这不是老人的错，他们也不想这样的。

6. 帮助失禁老人如厕

大小便失禁常见于晚期痴呆老人。护理人员可采取有效的方法，尽可能地帮助老人减少失禁的发生。

帮助失禁的老人及时如厕、保持清洁会带来诸多好处，包括：

（1）避免老人把尿便弄在衣物或被褥上，节省了清理的时间。

（2）有助于维持老人的尊严。

（3）避免让老人穿着潮湿的一次性内裤，并可防止脏物溢出，弄脏衣物及环境。

注意：成人失禁用品包括成人尿布、成人纸尿裤、失禁垫、失禁内衣等等。出于对老人的尊重，建议使用"一次性内裤"这一名词来代替"成人纸尿裤"或"尿布"，这也更容易被老人及其家庭成员所接受。

（4）让老人保持上身直立的坐姿，不仅更容易排空尿便，而且老人也会感觉更为舒服。

帮助尚有移动能力的失禁老人如厕

某些晚期痴呆老人还保有一定的身体移动能力，或是能够在护理人员的搀扶下慢慢行走，或是可以在护理人员的协助下利用拐杖、助行器或轮椅进行身体的移动。护理人员要帮助这些老人保持去卫生间大小便的习惯，而不是仅仅依赖于使用一次性内裤。

护理人员可采取如下方法来帮助老人如厕：

◇ 为老人制订一个个性化的如厕时间表，并注明老人容易出现失禁的时间。护理人员需要提前十五分钟到半小时就开始引导老人前去如厕。

◇ 观察老人是否出现有尿意或便意的迹象，及时引导老人如厕。

◇ 在带老人如厕前，先和老人建立简单友好的交流，然后引导老人去卫生间。

◇ 对于晚期痴呆老人来说，仅仅提示他们去卫生间是不够的。护理人员要告诉老人卫生间的位置，并且陪老人一同前往。比如，护理人员可以这样说："梁奶奶，卫生间在那边，我跟您一起过去。"

◇ 在陪护的过程中，护理人员要根据每位老人的不同需求而及时予以帮助，完成上卫生间的所需步骤，包括：

- 协助老人去卫生间；
- 协助老人脱下裤子，并坐到坐便器上；
- 协助老人擦拭清洁；
- 协助老人穿上裤子；
- 协助老人离开卫生间。

◇ 在照顾老人上卫生间的过程中，护理人员要保持和老人的友好互动，在每次提供帮助前都要温和告知；动作要轻柔，不要匆忙和草率操作；在过程中要及时鼓励和赞美老人的努力。要让老人感觉到安全和被尊重，有助于让老人更好地配合护理。

◇ 老人上卫生间之后，护理人员需要观察老人的尿便是否正常，并做好护理记录。之后，可以带老人去做些喜欢的事情，比如散散步。

帮助卧床的失禁老人如厕

几乎每位痴呆老人终有一天都会出现这样的情况：丧失行走的能力，甚至连坐起来都会有困难。他们大部分时间都只能倚靠在躺椅或床上。一旦他们要离开床或躺椅，护理人员必须使用轮椅或其他移动工具来帮助他们移位。由于大小便失禁，他们需要使用一次性内裤和尿垫。在常规的照顾方法中，护理人员的任务是为这样的老人及时更换一次性内裤及尿垫，并完成清洁护理；有时则需要帮助老人在床上采用仰卧或侧卧位使用便盆及尿壶大小便。

对于已经不能走动的痴呆老人，护理人员每隔两小时就带他们去卫生间是不实际的。但是，每天尽可能地帮助老人使用一两次卫生间或马桶仍然是有意义的，这有助于老人保持尊严，而且得到一个坐起来大小便的机会（这要比采取仰卧或侧卧位大小便舒适和有效得多）。护理人员可以在这一过程中和老人进行充满爱心的接触，让老人感到安慰。

护理人员可以采取如下的照顾方法：

◇ 观察老人 72 个小时以内的大小便模式并做好记录，估算出比较准确的老人需要大小便的时间，以便护理人员提前让老人起来大小便。

◇ 选择一个对老人来说比较合适的时间去上卫生间。比如，有的老人在上午精神会好一些，护理人员就可以在上午找一个时间，进入老人的房间，安静地蹲在老人的床头或躺椅旁边，轻轻向老人问好，同时可以抚摸老人的手臂，以吸引老人的注意力，并等待老人的回应。通常晚期痴呆老人都会需要比较长的时间来对护理人员的言语和抚摸做出反应。

◇ 当老人对护理人员的问好和抚摸有反应以后，护理人员可以告诉老人："我现在带您去上卫生间吧"，接着扶老人坐起来，轻揉老人的背部，一方面能给老人一些背部支撑，另一方面也能让老人感觉到护理人员的关爱。照顾晚期痴呆老人时，护理人员必须非常耐心，给老人充足的时间来一步一步地接受护理。

◇ 利用轮椅或其他移动工具，把老人带到可以大小便的地方。有的老人或许还能进入卫生间，有的老人则只能在房间里的马桶椅或便携式马桶上完成大小便。护理人员要协助老人脱下裤子，安全地坐到坐便器或马桶上。

◇ 在老人排泄的过程中，护理人员需要保护老人的隐私，尤其是老人使用房间的马桶时，要使用屏风或拉帘遮挡来确保其私密性，，或者请房间里的其他人员暂时离开（老人关系最好的家庭照护者除外），为老人提供一个安静私密的环境。

◇ 护理人员要陪护在老人的附近，确保老人的安全。但考虑到老人的隐私，护理人员可以将头转向一边，这样可以让老人感觉好一些。

◇ 帮助老人完成擦拭和清洁。

◇ 老人上卫生间之后，护理人员需要带老人安全回到躺椅或床上，并保持舒适的姿势。之后，观察老人的尿便是否正常，并做好护理记录。

7. 改善老人的便秘

便秘是痴呆老人常见的排泄障碍之一。痴呆老人容易出现便秘的原因主要包括：

（1）身体不怎么活动，运动量少；

（2）水分摄入过少；

（3）某些药物的副作用；

（4）吃的食物不利于排便，等等。

护理人员可以采取如下方法，来帮助老人预防或缓解便秘的问题：

（1）在条件允许的情况下，帮助老人进行一些舒缓的身体锻炼，比如散步、做操等等；

（2）保证老人每天都能摄入充足的水分。水分的来源除了直接饮水外，还可以选择补充水果、汤、花草茶、各种粥品（比如小米粥、玉米粥），或者把利于排便的蔬菜水果打成蔬果汁或蔬果浆让老人喝，以促进排便；

（3）注意食物配比，多为老人提供富含纤维素的食物，比如芹菜、南瓜、萝卜、红薯、山药等等。少吃肉，食物的烹饪方法以清淡为主，不要吃煎炸食品；

（4）每天起床前和入睡前，为老人进行顺时针腹部按摩，增加肠蠕动。

如果活动、膳食和水分的摄入都不能改善老人便秘情况的话，就需要医生来制订一个温和稳妥的使用缓泻剂的治疗方案，并由护理人员或家庭照护者遵照医嘱实施。

四、注意事项

1．护理人员要注意观察老人的尿便。大便的硬度是判断老人饮水量是否足够的关键指标。淡黄色的尿液通常意味着体内水分充足，黄色或黄褐色尿液可能意味着脱水。

2．如果老人突然出现大小便失禁、尿液的颜色或气味发生变化，护理人员需要及时报告护理主管或医护人员，由医生前来评估和诊断。

3．如果老人由于身体健康原因而导致排泄障碍，护理人员应遵医嘱为老人提供特殊的护理，缓解因身体健康原因带来的大小便问题。

4．老人临睡前要减少水分的摄入，降低睡眠中出现尿失禁的概率。

5．如果老人只肯接受同性别的护理人员来提供排泄和清洁照顾，护理团队需要尊重老人的意愿，安排同性别的护理人员提供相关服务。

第 5 节　洗　　澡

一、照护难点

定期洗澡能让身体保持清洁。但是，随着病程的发展，痴呆老人已经无法独立完成洗澡的任务。相当数量的老人不愿意洗澡，不肯配合护理人员的工作，有时甚至会出现比较激烈的抗拒行为，把洗澡演变为一场战斗，成为日常护理中的难点。

1. 从老人的视角看洗澡

痴呆老人不愿意洗澡的原因可能包括很多种，比如：

（1）不记得什么是洗澡，为什么要洗澡，以及怎么样洗澡。

（2）心情不好，不想洗澡。

（3）对浴室环境有恐惧感。比如，有过曾经在浴室里摔倒的经历，觉得浴室太冷、不舒服，害怕淋浴喷头，不喜欢浴室里的雾气，等等。

（4）因为有人在一旁而认为丧失了隐私，感觉不自在。

（5）不知道护理人员是在提供帮助，而是认为护理人员正在逼迫或试图攻击自己，因而抵抗洗澡。

痴呆老人抗拒洗澡的行为在以完成任务为导向的传统护理模式中表现得更为明显。护理人员要帮助老人尽快完成洗澡这一护理任务，而老人并不理解自己应该洗澡了。在此种情况下，如果要求老人立即被动地接受护理，老人就有可能因感觉害怕或被胁迫而变得激越或愤怒。由于交流能力下降，某些老人就会以抗拒、大叫、哭喊、咒骂或者推人、打人的方式表达他们的不情愿、害怕及愤怒。

2. 引起抵抗行为的护理因素

洗澡的整个照护过程是从护理人员与老人建立交流开始，一直到浴后照护的完成。一旦护理人员的照护方法或护理环境在这个过程中出现问题，就有可能引起老人对洗澡的抵抗。这些问题包括：

（1）护理人员没有和老人先建立起有效的交流而直接采取护理行动；

（2）护理人员急于完成任务，动作太快或手法太重，让老人感觉不舒服或者疼痛；

（3）护理人员在洗澡过程中不顾及老人的隐私；

（4）护理人员在洗澡过程中不与老人交流，不给老人适当的选择机会；

（5）浴室环境因素。比如室温太冷，水温太冷或太热，镜子反射出的人影让老人感觉困惑或恐惧，等等。

二、照护目标

1. 让老人在舒适、安全和友爱的氛围中洗澡。

2. 尊重老人的喜好，并采取灵活的变通方式，保持老人身体的清洁。

三、照护方法

1. 与老人建立友好的交流，准备洗澡

在带老人去洗澡之前，护理人员必须先和老人建立起愉快友好的交流，为引导老人去洗澡而打好基础。由于认知功能障碍，老人很可能已经不知道什么是洗澡，或者对洗澡心存恐惧。如果护理人员没有先和老人建立起交流就直接带老人去洗澡，老人就有可能会本能地抗拒。事实上，相当一部分老人抗拒洗澡，就是因为沟通不畅所造成的。

好的开始是成功的一半，护理人员要善于在洗澡前先花一点时间和老人好好交流，建立信任关系，让老人愿意接受护理人员的照顾。

表 7-4 列出了一些有效的，以及无效的甚至有负面效果的交流方法：

表 7-4　洗澡的交流方法

有效的交流	无效或负面的交流
• 微笑和友好的身体语言 • 聊几句老人有兴趣的话题 • 给老人一样喜欢的物品或小食品 • 温和地邀请老人洗澡，并关注老人的个人偏好 • 用令人安心的态度和语气，给老人简单的解释和安慰 • 鼓励和赞美老人的参与	• 面无表情，语气或身体语言生硬 • 直接要求老人洗澡 • 哄老人、催促老人或吓唬老人 • 与旁边的人（如其他护理人员）说话，而不是与老人进行交流 • 当老人表现出希望交流时不予回应 • 当老人表现出不安和焦虑时不予理睬

2. 营造一个舒适安全的洗浴环境

（1）调节室温和水温

无论是在浴室洗澡，还是在房间擦洗，护理人员都要确保洗澡环境的温度适宜，尤其是天冷的时候。如果老人脱下衣物后感觉到冷，就有可能抗拒洗澡。在室温低的时候，如果在浴室洗澡，护理人员可以事先打开浴霸升温；如果在房间里擦洗，护理人员可以先打开空调，让房间温暖起来。

在老人进入浴缸或淋浴房前，护理人员要先调节好水温。水温可以调到摄氏 40 ～ 45 度左右，这是比较适合洗浴的水温。

（2）注意防滑

护理人员要确保浴室的地面上没有积水，在浴缸里或者淋浴房的地面放置防滑垫，防止老人滑倒。要使用可以调节高度的浴椅，让老人可以舒服地坐着洗澡，并保持坐姿平衡。

3. 准备好洗浴用品

在老人洗澡前，护理人员要提前为老人准备好洗澡要用到的物品（如毛巾、面巾、沐浴液或香皂），以及洗澡后要换洗的干净衣物。在准备干净衣物的时候，护理人员可以让老人也参与进来，选择老人自己喜欢的衣物。

4. 洗澡时的照顾和支持

（1）尊重老人的习惯和喜好

护理团队需要向老人的家庭照护者了解老人关于洗澡的喜好（如老人喜欢淋浴还是盆

浴），以及家庭照护者是如何成功地为他们的亲人洗澡的，保证护理人员可以采用一致性和有效的方法为老人洗澡。

护理人员可根据老人一贯的生活习惯和选择，来安排每天合适的洗澡时间。要考虑洗澡的频率。痴呆老人并不需要每天都洗澡，但应一直保持身体的清洁。

如果老人不肯去浴室洗澡，要分析老人是否是因为怕水，还是因为视觉感知能力下降存在深度知觉障碍而害怕进入浴缸。一旦证实是这种情况，护理团队需要考虑开发替代方案。

（2）任何时候都要注意安全

痴呆老人行动不便，容易跌倒，因此，护理人员在帮老人洗澡的时候要特别注意安全，搀扶老人出入浴缸或淋浴房，并用简单明确的语言告诉老人使用扶手，避免老人滑倒。洗澡的时候，护理人员可以让老人坐在浴椅上，防止老人因站立不稳而跌倒。

洗澡的整个过程中，护理人员都要一直在旁陪伴和照顾，切忌将老人一个人留在浴室里。

（3）留给老人充足的时间洗澡

痴呆老人的反应和身体行动都比健康老人要慢。因此，护理人员需要留出充足的时间给老人洗澡。在洗澡过程中，护理人员不能着急，不要催促老人，让老人能够很踏实地洗澡。

（4）引导老人参与洗澡

在进行洗澡的每个步骤时，护理人员可以通过提前告知、征求意见、引导参与等方法，让老人感受到一切尽在其掌控之中，继而愿意完成洗澡任务。

在实施每个护理步骤前，护理人员都可以提前告诉老人，便于老人做好准备。比如："阿姨，我现在要帮您洗头啦。"

护理人员要用简单清楚的语句或者动作示范，来引导和帮助老人完成洗澡的每一个步骤。比如："来，阿姨，您先坐好。""阿姨，水温合适吗？您觉得舒服吗？""阿姨，我先帮您冲后背吧！"

虽然老人可能已经忘记该如何洗澡，但护理人员仍然要让老人保有简单的选择机会，比如，让老人选择先洗身体前面还是背面。要有意识地引导老人参与洗澡过程，比如，可以让老人自己拿着沐浴液或者毛巾，这样会让老人感觉自己还有用。某些老人自己还能完成的动作，护理人员只要在一旁协助就可以了。

在洗澡过程中，护理人员要经常鼓励和赞美老人的努力和配合，不责备、不催促。

（5）护理手法及洗浴用品的小心使用

在为老人洗澡或擦澡的时候，护理人员的动作要温和，因为老人的皮肤可能会很敏感，要避免用力搓洗。

护理人员可以先洗老人的身体，然后再洗敏感的区域（如头部、脸部和私处）。

沐浴用品若使用不当，容易让老人感觉不适而引起抗拒行为。护理人员要善于体谅老人的感受，小心使用洗浴用品。比如：

◇ 使用淋浴时，护理人员要用手持式花洒来帮助老人洗澡。固定的花洒无法控制水流方向，很容易把水冲到老人的眼睛、鼻子或者耳朵里，让老人感觉不舒服。使用手持式花洒也更容易冲洗私处。

◇ 花洒的水流应调整到温和喷射的状态，不要让水流太强劲，以免刺激老人。使用花洒的时候注意不要冲着老人迎面喷水，避免呛着老人。

◇ 为老人洗头的时候，要注意尽量别把水或洗发液弄在老人的脸上、眼睛或耳朵里。

（6）检查身体，确保每一部分都清洗干净

护理人员要确保老人身体的每一部分都已经清洗干净，而且要注意检查老人全身是否还有残留的浴液或香皂泡沫。特别需要注意以下几点：

◇ 头部：头发间残留的洗发液要冲洗干净；

◇ 臀部：老人的私处要好好清洁，并冲洗干净；

◇ 腋下：腋窝要清洗干净；

◇ 脚部：脚趾和指缝要清洗干净；

◇ 手部：手指和指缝要清洗干净；

◇ 膝盖窝：皮肤皱褶处要清洗干净。

（7）浴后照护事项

护理人员在帮助老人洗完澡以后，要继续完成浴后照护任务：

◇ 注意检查老人身上有没有皮肤问题，比如干燥、过敏、皮炎、斑疹等。一旦发现，需及时报告护理主管。

◇ 仔细为老人擦干身体，特别注意擦干皮肤褶皱处、手指和脚趾间的皮肤。擦拭的时候动作要轻柔，因为老人的皮肤很可能敏感易损。

◇ 为老人穿上干净的衣服。

◇ 如果老人皮肤很干燥，可以为老人涂抹喜欢的润肤露，以保持皮肤的湿润。

◇ 在完成整个洗澡任务后，护理人员要赞美老人的表现，让老人感觉到友爱和善意，从而将洗澡当作一项愉悦的活动。

5. 尊重和保护老人的隐私

（1）最好由同性别的护理人员陪护和协助老人洗澡，这样会让老人感觉好一些；

（2）护理人员协助老人清洗的时候，动作要温和，尤其是清洗私处的时候要十分小心；

（3）洗浴后，护理人员可先用大浴巾包裹住老人的身体，避免老人着凉，并能让老人感觉自己的隐私是受到保护的，产生安全感；

（4）如果护理人员发现老人表现出尴尬和不好意思，应尽量选择从老人的侧面或者侧后方的位置来帮助老人洗浴、擦拭和穿衣；

（5）老人在房间里擦澡更衣时，护理人员要用屏风或者拉帘进行遮挡，保护老人的隐私。

四、注意事项

1．当老人不愿意洗澡的时候，护理人员不能强迫他们。强迫只能使抗拒行为升级。就算当时老人被强行拉去完成洗澡，老人以后也会对洗澡这一活动感到恐惧，而且可能在日常生活中出现更多的行为症状，增加照护难度。护理人员应设法花点时间先和老人建立起交流，之后再引导老人去完成清洁。

2．在浴室里采用沐浴或者盆浴并不是保持老人身体清洁的唯一方式。如果老人非常抗拒去浴室洗澡，护理团队需要采用替代方法，比如在房间里擦澡，每次只清洗身体的一部分，使用免冲洗沐浴露，等等。护理团队有责任根据每位老人的不同需要，开发出适合这位老人的、兼顾保持身体清洁和避免抗拒行为发生的照顾方法。

3．如果老人只肯接受同性别的护理人员提供洗澡照顾，护理团队需要尽可能地尊重老人的意愿，安排同性别的护理人员提供服务。

第6节　睡眠障碍的照护

一、痴呆老人的睡眠障碍

很多痴呆老人都有睡眠障碍，主要表现为：

1．夜间起来活动或出现躁动，难以入睡。

2．夜间醒着的时间变长，睡眠时间变短。

3．夜间醒来的次数增加，睡眠质量差。

4．睡眠周期颠倒，白天打瞌睡，晚上不想睡或睡不着，陷入恶性循环。

痴呆老人的睡眠问题通常在疾病的中期阶段达到顶峰。而且，睡眠障碍往往会加重痴呆的进展。最终，24小时的浅睡可能取代夜间的深度睡眠。

痴呆患者的睡眠障碍对于照护者来说是很大的挑战，尤其是家庭照护者和居家服务的护理人员，因为没有人能承受得住24小时不间断的照护任务。因此，护理人员需要采取有效的方法，减少痴呆老人的睡眠障碍，缓解照护压力。

二、照护目标

1．通过从睡眠环境到照护方法的多项改善，让老人能够舒适、安全地睡眠。

2．在老人夜间醒来时，及时提供照顾和支持。

三、照护方法

1．光照治疗

来自国内外的临床研究已经证明，长期在白天接受明亮光照的痴呆老人，其认知功能和睡眠质量都会有明显的改善。光照治疗对人体无害，安全无创伤，对环境不造成污染，值得护理人员应用于实践。

护理人员可以充分利用白天的明媚阳光，让老人多晒太阳，或者在阳光下至少活动30分钟到一个小时，这将有助于改善老人晚间的睡眠质量。

如果老人的居住环境光照不足，可添置日光灯或者白色光线的节能灯来加强照明。

如果老人很晚才能入睡，可在早晨多晒太阳；如果老人经常过早入睡，建议黄昏时可以晒晒太阳，以调节生物钟。

2．减少白天的睡眠时间

如果老人白天休息过多，晚上就很可能睡不着。护理人员可以尝试采用这样的方法来调整老人的作息：

（1）如果老人习惯午睡，护理人员可以尽量把午睡安排得早一点，同时缩减老人午睡的时间。

（2）午睡时，护理人员可以让老人靠在沙发或躺椅上小睡，而不是一定要上床睡午觉。

（3）某些老人早晨起得晚，晚上却老醒着，护理人员可以提早叫醒老人起床，以调整作息时间。

3．安排日间活动

在白天时段，护理人员要为老人多安排一些活动，比如出门散步、做操、兴趣活动等等。这将有助于老人晚间的睡眠。需要注意的是，从傍晚到睡觉前，不要让老人过多活动，否则，容易让老人变得兴奋而影响睡眠。

4．监控饮食

有的时候饮食也会影响睡眠。护理人员要限制有睡眠障碍的老人摄入咖啡因和酒精。咖啡、茶及其他饮品中的咖啡因都可能会引起失眠，而酒精容易造成老人的混乱和焦虑。

老人的午饭和晚饭都可以早一点吃。晚饭要吃容易消化的食物，而且不要吃很多，否则，老人晚上容易睡不着觉。

5. 培养睡前活动规律

护理人员要为老人培养睡觉前的活动规律。每天晚上，用同样的方式做同样的事情，比如，刷牙洗脸、上卫生间、洗脚、听听轻柔的音乐、为老人轻轻按摩，等等。当这些相对固定的活动形成规律，老人就会自发地被暗示，该到睡觉的时候了。

6. 营造舒适安全的睡眠环境

（1）确保卧室的温度是适宜的；

（2）使用老人喜欢的寝具，比如被子、毯子、床单、被套、枕套等。某些老人喜欢娃娃或毛绒玩具，护理人员可以把老人喜欢的这些玩具放在床边老人触手可及的地方；

（3）打开卧室的夜灯，或者在老人经常活动的区域安装人体自动感应灯。老人如果夜间起来，不至于因摸黑而磕碰或摔倒；

（4）确保居住环境的安全。如果老人生活在家里，居家护理人员和家庭照护者要确保整个居家环境是安全的。痴呆老人夜间有可能起来活动，有的可能想进厨房弄吃的，有的可能想外出。为了保证老人的安全，居家护理人员或家庭照护者要在临睡前关闭煤气或者天然气的阀门，关闭家用电器的电源，并且确保大门已经用钥匙锁好。

7. 老人夜间躁动的照护方法

某些痴呆老人在睡前或夜间会表现得躁动和不安，难以入睡。造成这种情况的原因可能包括：

（1）老人身体不适，又无法用语言清楚地表达；

（2）因焦虑、抑郁、幻觉和妄想等精神症状的影响而无法入睡；

（3）尿急或尿频；

（4）老人的其他需要，比如想吃东西了。

老人夜间躁动无法入睡，往往会影响护理人员的休息。这时候护理人员需要尽最大努力保持冷静，哪怕自己可能已经很疲倦了。要记住，痴呆老人并不是故意要影响别人的，这都是疾病造成的。

护理人员可以尝试使用的照护方法包括：

（1）以友好平静的方式和令人安慰的态度接近老人，努力了解老人需要什么；

（2）温和地提醒老人"这是睡觉的时间了"，安慰老人现在一切都好；

（3）如果老人在黑暗中迷糊又害怕，甚至出现幻觉——看到或听到事实上不存在的事情，护理人员可以打开床头灯陪老人坐一会儿，和老人轻声说说话，或者放一段轻柔的音乐，这对缓解老人的情绪会有所帮助。切忌纠正老人，或和老人讲道理，告诉他们看到或听到的东西是不存在的。要体谅老人藏在幻觉后的真实感受，给予老人安慰；

（4）如果老人需要小便，护理人员可以陪老人一起去卫生间，或者使用房间里的便携马桶或尿壶，照顾老人小便；

（5）如果老人因为失禁而睡不踏实，可以考虑让老人在晚上睡觉的时候使用一次性内裤，并在床上铺一块柔软的布垫子；

（6）如果老人夜里起来游荡，护理人员可以温和地陪老人先坐一坐，问问老人需要什么，之后引导老人回到卧室，躺到床上继续休息；

（7）如果老人饿了，可以给他们吃一些简单而少量的食物，比如芝麻糊、米粥等等。不要给老人吃凉的东西，以免引起肠胃不舒服。

某些身体原因会引起老人夜间的躁动，比如疼痛、睡眠窒息症、睡眠周期性腿动、抑郁、泌尿系统疾病或者大小便失禁等。此外，某些药物也会影响老人的睡眠。

护理人员需要记录老人出现的睡眠异常情况，并及时报告护理主管。必要时应由医生进行评估和诊断，并提供干预方案。

第 7 节　生活能力训练的常用方法

一、任务分解法

日常生活中的很多事务都需要一个人拥有良好的计划、组织和执行能力，有条不紊地做好每件事。但是痴呆老人的这些能力都会有不同程度的缺损。对正常人来说很简单的事情，痴呆老人完成起来就会遇到困难，他们在做这些事情的时候很容易"卡壳"。

护理人员可以采取任务分解法，把一项任务按照顺序分解为几个步骤，每一步骤都给老人一个简单明确的提示，来帮助老人尽最大可能地完成他们仍有能力做的事情，以维持他们的生活功能。

比如，在本章第 2 节口腔保健中所提到的，当一位老人搞不清楚刷牙的顺序时，护理人员可以一步一步地提示老人："来，您先拿好牙刷。""您把牙膏挤到牙刷上。""把牙刷放进您的嘴里。""开始刷牙吧！"

任务分解法的适用性很强，可以应用在穿衣、梳妆打扮、做简单的家务、完成某项兴趣活动等诸多方面。

二、逆序协助法

当痴呆发展到中度以后，老人的生活功能会受到更严重的影响，当他们做不好某些事情的时候，容易出现焦虑和沮丧的情绪。

为了让老人有更多的成功感，护理人员在训练老人从事一些重复性的活动时，可以先将活动内容分解，护理人员先从旁协助老人完成前面的一些步骤，然后训练老人自己来完成最后一步。当老人完成最后一个步骤，就等于完成了整个任务，比较容易让老人获得成功感。

在下一次训练时，护理人员可以从倒数第二个步骤开始训练，以此类推，务求让老人最大限度地掌握能独立完成的步骤。

以穿衣训练为例，如果老人要穿上一件衬衫，其步骤应该是：①分辨衬衫的前后；②把胳膊套进衬衫袖子里；③扣上衬衫的扣子。在做穿衣训练的时候，护理人员可以先训练老人完成最后一步，也就是准确地把衬衫扣子扣好，然后赞美老人自己做到了穿衬衫，看上去整洁精神。当老人能够熟练完成扣衬衫扣子的任务后，护理人员在之后的训练中，再根据老人的能力，引导老人尽可能独立地完成把胳膊套进衬衫袖子的动作，以及识别衬衫的前后。

三、口头提示与身体示范

有些痴呆老人会忘记一些事情如何做，但是如果护理人员在一旁口头提示和身体示范，老人依然能够根据提示和模仿护理人员的动作而完成这些事情。

护理人员的口头提示和身体示范可以应用在痴呆老人日常起居的很多方面，从梳妆打扮到引导老人参加家务活动和兴趣活动。通过口头提示和身体示范，护理人员能够激发老人尚存的生活功能，并为他们带来更多的成就感和自信。

四、定向训练

痴呆老人的定向障碍主要表现在：

1. 地点定向障碍：老人搞不清楚自己身在何处，容易迷失方向，找不到自己想要去的地方。

2. 时间定向障碍：老人会逐渐失去对时间的概念，分不清上午、下午，也搞不清楚日期、季节、年份。

3. 人物定向障碍：老人搞不清楚周围其他人的身份以及和自己的关系。有的老人不认得自己的护理员，有的老人则把女儿叫成妈妈。

4. 自身的定向障碍：老人搞不清自己到底是谁，忘记自己的姓名、年龄和职业。

痴呆老人的定向障碍势必会影响其生活功能。比如，当一位老人无法找到卫生间时，就有可能将大小便直接解在裤子上。

护理团队可以采用训练和环境支持相结合的方法来帮助有定向障碍的老人。其中包括：

1．评估老人都有哪些定向障碍的表现，来制订适合老人的训练和支持方案。

2．加强环境中的导向。比如，在卫生间的门口贴上标识；在老人的房门悬挂老人熟悉的物品或图片；在院舍各个功能区和走廊提供显眼的图案和文字标识；在墙上安置日历和时钟等。

3．护理人员加强引导和陪护。比如：

（1）如果老人总是不认得护理人员，那么护理人员在每次提供护理前，都要友好地向老人介绍自己。

（2）如果老人有地点定向的困难，护理人员就要反复带老人辨认经常活动的地点（如自己的房间，餐厅，活动区等）；以及老人容易出状况的地点（如，帮助找不到卫生间的老人更好地识别卫生间；引导在院子里活动后找不回住所的老人按照最简单的路径回到住所）。

（3）如果老人搞不清楚重要的人物关系，护理人员可以和家庭照护者一起，为老人做一个家庭相册，在照片旁写下简单的说明，经常让老人翻看。

（4）如果老人有时间定向障碍，比如有的老人搞不清楚白天黑夜，到了黄昏自然光线变暗后，老人就可能开始出现不安、焦虑或躁动的现象。在这种情况下，护理人员可以提前为老人安排一些老人喜欢的活动，同时要加强黄昏到晚间的照明。

在为痴呆老人提供定向训练的时候，护理人员一定要注意的是：

1．不要纠正痴呆老人发生的定向错误，而是要引导老人去往正确的导向，否则只能让老人感到更加困惑和沮丧。比如，如果老人叫错护理人员的名字，不要说"您怎么把我名字都搞错了！"而是可以这样说："我是小敏，现在让我来照顾您吧！"

2．不要强迫老人接受现实的导向。有的老人通过引导和训练，某些定向能力会有所改善或可以维持一段时间；但并非所有痴呆老人都能够回到正确的轨道上。在他们的世界里，已经没有对和错。因此护理人员需要理解和体谅痴呆老人，采取温和的引导，但同时也要降低自己的期望值，无需要求痴呆老人一定要扭转他们的定向错误，避免让老人感觉沮丧，更不要与老人因此发生冲突。

小结

1．由于疾病的影响，痴呆老人的日常生活能力会逐渐下降，在生活中会遇到很多困难。护理人员应根据老人生活能力的缺损程度，提供相应的帮助和支持，最大限度地维持老人的自立性和自我照顾的参与度，并在照护过程中维护他们的自尊心。

2．如果在日常照护中发现老人有任何不适或痛苦的迹象，护理人员需要及时上报。

3. 在照顾老人的过程中，护理人员要保持和老人的友好互动，在每次提供帮助前都要温和告知；动作要轻柔，不要匆忙和草率操作；在过程中要及时鼓励和赞美老人的努力。要让老人感觉到安全和被尊重，有助于让老人更好地配合护理人员的工作。

思考与练习题

1. 痴呆老人常见的穿衣障碍有哪些？护理人员可采取哪些方法来提供照顾？

2. 哪些迹象可能提示痴呆老人有口腔不适？护理人员应如何应对？

3. 中期痴呆老人容易出现哪些饮食方面的困难？造成这些困难的可能原因是什么？

4. 如何鼓励和支持痴呆老人最大限度地发挥尚存的饮食能力？

5. 请列举痴呆老人食欲不振的原因以及相应的照顾方法。

6. 如果老人坚决拒绝进食怎么办？

7. 模拟练习：为你所照顾的痴呆老人制订一份如厕时间表。

8. 作为护理人员，你将如何帮助痴呆老人成功地完成如厕任务？

9. 如何在如厕过程中尊重和保护老人的隐私？

10. 如何帮助失禁的老人如厕？

11. 作为护理人员，你该如何正确地引导和帮助痴呆老人洗澡？

12. 在洗澡过程中，护理人员如何尊重和保护老人的隐私？

13. 作为护理人员，你该如何照顾夜间躁动、难以入睡的痴呆老人？

14. 护理人员可以采取哪些方法来为痴呆老人提供生活训练？举例说明。

第8章

为痴呆老人设计和安排活动

学习目标

➢ 了解痴呆老人可以参加什么样的活动

➢ 掌握为痴呆老人设计活动的方法

➢ 掌握组织痴呆老人活动的工作技巧

每位痴呆老人都有着身体、情感、精神和社交方面的整体需要。虽然他们的认知能力会不断下降，身体功能也在逐渐衰退；但是他们依然能感觉到爱、关怀和尊重，他们依然希望自己的生命有意义。

因此，护理人员在日常生活中，要为痴呆老人多安排一些适合他们的社交活动和旨在维持其认知和生活功能的干预活动，以提高他们的生活品质。

需要指出的是，本章内容中的"护理人员"，不仅包括为老人提供生活照料、基本护理和康复护理的护理员，也包括参与活动规划、组织和实施的社工。

第1节 适合痴呆老人的活动

一、活动对于痴呆老人的意义

无论痴呆老人是生活在家里还是养老机构，老人每天都需要参加一些活动，与家庭成员、护理人员或其他老人进行互动。

由于受到疾病的影响，痴呆老人会出现认知功能减退，生活自理能力和社交能力也会随之受到影响，以致老人缺乏自信心，变得退缩和被动。

　　而创造一个友好的人文生活环境，鼓励痴呆老人参与力所能及的活动，能够有效地延缓老人认知能力的衰退，尽可能地维持老人的生活与社交功能，改善老人的情绪和行为问题，增加生活乐趣，维持老人的自尊和自信，提高老人的满足感和成就感，让他们能够享受快乐安宁的晚年生活。

二、活动的类型

　　痴呆老人可以参加多样化的活动，包括个人兴趣活动、老人喜欢并且力所能及的家务活动、身体锻炼活动、社交活动以及功能训练活动。

1. 兴趣活动

　　兴趣活动可以帮助痴呆老人重拾昔日乐趣、刺激思维、增强社交。

　　护理团队需要向老人及其家庭成员了解老人的兴趣和喜好。无论老人生活在家里还是养老机构，护理人员都可以为老人安排一些个人兴趣活动，如棋牌麻将、琴棋书画等。

2. 家务活动

　　某些痴呆老人虽然生活能力下降了，但还是喜欢从事一些力所能及的家务劳动，让自己的生活更有意义。因此，护理人员可以根据老人的能力，适当安排一些老人感兴趣的家务劳动，并赞美老人所付出的努力和贡献。

🖈 向家庭照护者学习

　　一位照顾母亲的新浪网友曾经分享过这样的一个故事：

　　妈妈喜欢做家务，于是我就一直让她帮忙做事。她尤其喜欢叠衣服，每次叠衣服的时候都显得很高兴。

　　朋友有一次到我家，看见我把妈妈叠好的一堆衣服给弄乱了，替妈妈抱不平："老人家好不容易把衣服叠好了，你为什么不尊重她的劳动呢？"

　　我赶紧解释："老妈喜欢叠衣服，不把衣服弄乱，她老人家就没得玩啦！"

　　后来，这位朋友再来我家，看到妈妈把衣服叠好了，就会赶紧向我报告说："叠完了，叠完了。你可以去把衣服弄乱了，可以乱得更彻底些！"

　　哈哈，理解万岁！

---

3. 身体锻炼活动

　　医学护理研究已经证明，为痴呆老人安排一些身体锻炼活动，可以带来这样的好处：

　　（1）增加血液循环、改善体能、保持老人身体活动的能力；

（2）维持和改善老人的认知功能；

（3）减少或改善老人的行为精神症状；

（4）有助于改善老人的夜间睡眠。

身体锻炼活动能为老人带来诸多益处，因此值得护理团队、老人及家庭照护者一起努力。护理人员可以根据老人的体力，每天至少安排 30 分钟左右的舒缓运动。早期及中期的患病老人还可以在家庭照护者或护理人员的陪伴下去逛公园或去郊游。

4. 社交活动

无论老人生活在哪里，护理人员和家庭照护者都应该为老人安排一些社交活动，让老人适当地保持和外部世界的接触。

对于生活在养老机构的痴呆老人，护理人员要鼓励和帮助他们与其他入住老人及整个护理团队建立友好关系。比如，在老人入住的时候可以举办一个小型的欢迎会，让老人有机会认识自己的"邻居"，感受友好的氛围；吃饭或下午茶的时候大家可以在一起聊天；闲暇时光可以一起参加艺术活动，等等。有的养老机构还会把痴呆老人的作品挂起来展示，并向其他入住老人和前来养老机构访问的家庭成员及参观者进行介绍，让痴呆老人有机会得到大家的关注和肯定，这有助于维持他们的自信心，并带来成就感。

居家生活的痴呆老人，可以定期去社区日间照护中心或服务站参加活动。那里的护理人员会根据老人的情况安排全天的活动内容，包括做操、读报、讲故事、下棋、做点心等，并能够为老人提供上午茶、午餐及下午茶。老人在日间中心可以得到妥善的照顾，而家庭照护者也得到了宝贵的休息时间。

某些养老服务机构或志愿者组织会定期举办痴呆老人及家庭照护者的支持团体活动。在支持团体中，有着相同经历的家庭可以在一起彼此交流、分享、学习、支持，有助于缓解家庭照护者的压力。参与活动的痴呆老人也能在这里找到新的朋友，彼此之间建立起独特的交流方式，享受友谊带给他们的快乐。

5. 认知训练活动

痴呆老人需要接受一些功能训练，尤其是认知功能的训练，来延缓疾病的发展，保持更长时间的生活能力。

认知训练是指护理团队根据老人的能力和喜好，设计一些锻炼认知功能的多元化游戏或者活动，并陪伴老人一起完成，以此帮助老人活跃大脑，延缓认知能力的退化。

认知训练是痴呆非药物治疗的重要组成部分。下面列举部分认知训练活动的示例，希望能够启发护理团队的灵感，开发出更多适合老人的认知刺激活动。

（1）记忆能力的训练

◇ 护理人员以及家庭照护者可以采取陪老人一起看老照片、回忆往事、鼓励老人讲述自己的故事等方式，帮助老人维持远期记忆。

◇ 在居住环境中放置醒目的提醒工具，比如带日历的电子时钟、提示板、布告栏、老人和家人的照片、带图片的电话号码本、便笺纸等，帮助老人记忆和定向。

◇ 针对患病前喜欢用文字记录事情的老人，护理人员可以鼓励他们在疾病早期阶段继续记日记。

（2）思维和视空间感的训练

◇ 护理人员可以让老人按图例或自己的创意搭积木，或者玩简单的拼图。这个活动经常用于中期痴呆老人的认知训练。

◇ 如果家里有孩子，护理人员可以鼓励孩子邀请长辈陪自己一起做游戏。老人对孙辈的喜爱是天性，他们愿意花时间和孩子在一起，也比较容易配合孩子的请求。

（3）识别物体和归类的能力

◇ 护理人员可以让老人将图片、词组或者实物等，按照不同的属性进行归类。

◇ 认知训练活动是可以融入生活的。比如，老人在参与家务活动的时候，就可以进行识别和归类练习。

📌 向家庭照护者学习

好人和坏人的故事

周先生的太太在50岁就出现了明显的记忆问题，两年后被确诊得了阿尔茨海默病。为了延长太太的生活自理能力，周先生一直鼓励太太和他一起做家务。周太太以前很喜欢做菜，但是现在使用灶具肯定已经是很危险的了，所以周先生就邀请太太来帮助自己择菜。

有一次太太帮着剥毛豆。剥了一阵子以后，周先生发现，太太把剥好的和没剥好的毛豆都混在一起了。周先生没有任何责备，只是拿起来剥好的毛豆，问太太这是什么。太太说："这是好人。"周先生又拿起来没剥好的，太太说："这是坏人。"

周先生就对太太说："那我们把好人和坏人都分开吧！然后把坏人都变成好人！"

就这样，周太太把剥好的毛豆都挑了出来，成功完成了剥毛豆的任务。

这个故事告诉我们，很多家庭照护者都有一颗温暖的心，他们爱自己生病的亲人，因为爱而生出了很多灵感，把患病亲人照顾得非常好。

（4）数字和计算能力的训练

从早期开始，痴呆老人的抽象思维能力就已经衰退了，对数字的概念也模糊了。在进行临床评估的时候，有的痴呆老人连简单的 100 连续减 7 都算不出来。

但是，对抽象数字的计算能力衰退，并不意味着老人的计算能力就全然丧失了。有的老人对抽象的 3+6 可能没有概念，但是如果问他们三块钱加上六块钱是多少，他们可能就能算出来等于九块钱。

因此，护理人员和家庭照护者可以把数字和计算能力的训练融入生活，比如请老人帮忙算账（算的结果对不对并不重要），或者和老人玩扑克牌比大小等等。

案例 8-1

某养老院曾经举办过一次"中秋庙会"活动：中秋节那天，在养老院的花园里架起凉棚，摆起长条桌，义卖入住老人制作的手工艺品。前来参加活动的都是入住老人的家庭成员，以及企业及社会组织的志愿者。老人制作的手工艺品的义卖收入都将用于给入住老人添置生活用品。

养老院里的早期痴呆老人也在护理人员的指导帮助下参与了手工艺品的制作。由于他们所做出的贡献，老人们都分到了中秋庙会的购买券。中秋节那天，这些老人也在护理人员的陪同下去逛庙会，用购买券采购他们喜欢的生活用品。

不过，这些老人拿到的都是一元面值的购买券。因此，他们在采购的时候，只要数对购买券的张数，就可以换回他们喜欢的物品了。

（5）逻辑思维能力的训练

有些游戏是需要用到逻辑思维能力的，比如下棋、打牌和玩麻将。如果老人以前就喜欢玩这些游戏，那么护理人员可以鼓励老人继续玩这类游戏。

需要注意的是，老人在玩这些游戏的过程中难免会出错，比如老人下象棋时，在别马腿的情形下依然跳马了。护理人员不需要去纠错，因为对错输赢都不重要，老人感觉愉悦才是最重要的。

6. 生活功能训练

由于受到疾病的影响，某些痴呆老人的运动能力会受到限制，比如吃饭的时候无法握紧筷子，穿衣服的时候无法把胳膊套进袖子里，等等。

在生活照顾方面，护理人员或家庭成员都可能存在某些误区。

比如，对于护理人员来说，直接动手帮助老人穿衣服，可能会比看着老人自己慢慢穿衣服要简单和省时。毕竟，护理人员每天需要完成很多护理任务。如果在一位痴呆老人身上花去太多时间，就有可能无法完成所有的护理工作。而家庭成员可能会认为，既然已经把老人送去养老机构并且花了护理费，护理人员就应该提供全面的照顾，而不应该再要求老人自己做事情。

但是，对出现生活功能障碍的老人直接采取替代式的护理方式，可能会加速老人的能力衰退，老人的自尊心也会受到伤害。这意味着会给护理人员或家庭照护者带来更大的负担和压力。

因此，护理人员要根据老人的情况开发一些生活功能训练的方法。比如，某位老人已经无法握稳汤勺，护理人员可以多安排老人练习用手去握马克杯的把手，毕竟稍大一些的物品握起来更容易些；再比如，老人穿衣服的时候经常扣错纽扣，护理人员可以在一旁提示，确保老人把纽扣扣到正确的位置，然后赞美老人的努力。

下面列举一些护理团队可以在养老机构或社区日间中心为痴呆老人设计和安排的活动，以此激发护理人员更多的灵感和创意，来改善痴呆老人的生活品质。

表 8-1　设计活动表

活动类别	活动内容
兴趣活动	<ul><li>下棋</li><li>打牌</li><li>玩麻将</li><li>书法</li><li>绘画（自创、临摹、填数字油画）</li><li>听音乐</li><li>唱歌</li><li>弹琴</li><li>看电影</li><li>在院子里进行园艺活动</li><li>编织（织围巾、织帽子、勾餐布）</li><li>玩十字绣</li><li>做手工</li></ul>
家务活动	<ul><li>洗小件衣物</li><li>晾衣服</li><li>叠衣服</li><li>择菜洗菜</li><li>淘米</li><li>和面</li><li>包饺子、馄饨、包子</li></ul>

续表

活动类别	活动内容
家务活动	• 做蛋糕 • 擦桌子 • 擦家具 • 更换床上用品（换枕套，搭把手一起换被罩和床单） • 给靠垫换外套 • 给花浇水 • 扫地 • 给垃圾桶套上垃圾袋
身体锻炼	• 在院子里散步 • 做广播体操 • 站桩 • 跳慢舞 • 做手指操 • 拍手，甩手运动 • 握力训练 • 做简单的太极动作 • 集体运动（如，打"排球"：在室内支起小型球网，老人分立于球网两侧，拍打充气的塑料球过网） • 敲胆经 • 行走训练
社交活动	• 新邻居欢迎会 • 上午茶，下午茶 • 主题美食活动 • 老友会 • 看新闻，主题讨论（适用于早期的痴呆老人） • 节日联欢 • 拉拉手（组织老人看社区的少年儿童表演） • 生日会 • 社区支持团体，家庭照护者可携老人共同出席，参加适合的主题活动或讨论

活动类别	活动内容
认知训练活动	<ul><li>电脑认知训练游戏</li><li>卡片认知训练游戏</li><li>主题手工活动（见案例 8-4）</li><li>怀旧活动："我的故事"、"老北京"、'"老上海"、"老广州"等等</li><li>做家庭树和家庭照片剪贴簿</li><li>看老照片，回忆往事</li><li>记日记或写随笔</li><li>给亲人和老友发邮件</li><li>搭积木</li><li>玩七巧板</li><li>玩魔方</li><li>玩拼图</li><li>扑克牌比大小</li><li>用扑克牌比赛算 24 分</li><li>看地图找家乡</li><li>多感官刺激（看风景、闻香识物、听声音识别动物，等等）</li></ul>

📌 案例 8-2

　　某养老院曾经举办过一次亲子主题的手工活动。很多子女因工作繁忙无法照顾父母，就把老人托付给了养老院；而老人虽然已经入住养老院，心底仍然牵挂他们的孩子，就算是痴呆老人也不例外。

　　于是，养老院负责活动的护理人员设计了一个亲子主题的手工活动，活动包括制作香薰手工皂、白菜花卡片等方案，以适应不同认知功能和动手能力的老人的需要。其中白菜花卡片非常适合轻中度痴呆老人来制作。护理人员把白菜的根部切下来，并为老人准备好了较厚的艺术卡纸。老人们拿着白菜根，蘸上红色的印泥，压在卡纸上，就印出来了一朵鲜艳而美丽的花儿。护理人员鼓励老人在卡片上写下给孩子的知心话。有的老人只写了最简单的"爸爸想你了"，但最简单的话却表达了老人的心声。

　　最后，护理人员把老人亲手做的卡片邮寄给老人的儿女。这次主题手工活动不仅给老人带来了乐趣和满足感，更拉近了和儿女的关系。养老院也因此获得了良好的口碑。

第 2 节　设计活动的方法

一、设计活动从评估开始

为痴呆老人设计有意义的活动，要基于对老人的评估。护理团队要在明确老人各方面需要的基础上，为老人设计和安排多元化的活动。

评估有助于确定老人参与活动的各种特点和需求。正式的初始评估需要将痴呆老人和他们的家庭成员都纳入进来，这样可以让护理团队加深对老人的了解。评估内容应包括：

1. 老人的认知状况
2. 老人的精神状态
3. 老人特定的休闲娱乐的兴趣和爱好
4. 老人的文化价值和精神追求
5. 老人的身体活动能力
6. 老人的体力
7. 老人的生活自理能力
8. 老人对社交的兴趣

其中，护理人员特别需要了解老人的兴趣、爱好和社交心理。比如，某些老人喜欢自娱自乐，对参加团体活动没有什么兴趣；护理人员就要尊重老人的偏好和选择，并且理解，老人拥有个人空间做自己喜欢的事情、拥有自由的放松机会，也同样是提高生活质量的方式。

二、设计活动的目标

1. 能够为老人带来乐趣和满足感，让老人心情愉悦，并且乐于参与。
2. 能够有一定的康复效果，尽可能地维持老人的认知能力、身体功能和生活功能。
3. 维持和促进老人的社交功能。
4. 维持老人的自尊和自信。

三、设计活动的原则

1. 从老人的需要和喜好出发

设计活动要从老人的需要出发，根据对老人各种能力及兴趣爱好、文化价值和社交心理的评估结果来设计活动。

每位老人的生活背景、生活习惯、社交习惯、兴趣爱好、文化价值和精神追求都有所不同。因此，护理人员为老人设计活动的时候，要更多地考虑老人的背景和喜好，而不是以护理人员自己的喜好为主导。如果活动能符合老人的兴趣爱好和以前的生活经历，老人就会更容易地投入到活动中来。

🔖 案例 8-3

林奶奶在八十岁的时候被诊断出罹患阿尔茨海默病。入住养老院以后，护理人员发现老人总是不停地用手在桌子上划来划去。通过和林奶奶女儿的交流，护理人员得知林奶奶从小习画，最擅长水粉画和铅笔画。于是，护理人员就为林奶奶准备了环保水粉颜料和毛笔，这样林奶奶就又有机会作画了。林奶奶在作画的时候显得非常安静和愉快，也很少再用手在桌子上划来划去了。

通过绘画这种对林奶奶来说有意义的艺术活动，护理人员帮助林奶奶达到了以下的活动目标：

◇ 巩固了林奶奶的远期记忆和习得技能，因为画画是她从小就学而且一直喜欢的事情；

◇ 通过绘画，锻炼了林奶奶的手眼协调能力和手臂的活动能力；

◇ 锻炼了林奶奶的注意力，因为她每次画画的时候都能至少保持三十分钟的专注，有时候护理人员还需要提醒林奶奶起身活动活动；

◇ 锻炼了林奶奶的推理和组织能力——要画什么内容，第一笔应该画什么，如何搭配各种色彩的颜料；

◇ 通过为林奶奶安排她所喜欢的活动，改善了原先不断用手在桌子上划来划去的行为问题；

◇ 为林奶奶带来了精神上的愉悦和满足感。这也是活动最大的价值所在。

2. 活动的设计要适合老人的能力

设计活动要基于对老人各种能力的评估，并适应老人的能力（包括认知能力、活动能力和自理能力等等）。

如果活动的难度或复杂程度超出了老人的能力，老人就有可能变得更加困惑、沮丧、产生挫折感；一旦超出老人的承受能力，老人就有可能发脾气了。相反，如果活动过于简单，老人就会对这样的活动失去兴趣，不再愿意参加类似的活动。

无论在社区日间照护中心还是在养老机构，护理人员都可以按照老人能力的不同而编排不同难度的活动，以便鼓励老人更好地参与其中。比如，早期痴呆老人可以参加一些需要思考或判断力的认知训练活动；中期痴呆老人可以参加一些怀旧活动；认知能力程度较弱的老人可以参加一些简单辨识日常物品的训练活动。

3. 活动规划需要包括流程设计

痴呆老人随着认知能力的衰退，可能已经无法有目的、有计划、有条理地参加活动。此外，某些老人缺乏做事的主动性，更需要护理人员去引导。

因此，护理人员在规划活动的时候，需要把活动的流程设计进去，即老人在参加活动的时候，第一步可以做什么，第二步可以做什么，第三步可以做什么。把一个任务有序地分解为简单的几个步骤，然后引导老人一步一步执行，这样可以帮助老人更好地参与并完成某项活动。另外，某些相对复杂些的任务（比如手工艺活动）可以通过延长时限来完成，每次活动可以只完成一个步骤，然后通过连续几次活动来最终完成任务。这样的方式既可以让老人加深对活动的印象，而且让老人更有满足感和成就感。

4. 活动的支持

在设计活动的时候，护理团队还要考虑到对参与活动的老人的支持。比如，活动的环境是否安全而舒适，活动使用的材料是否安全，需要多少工作人员引导和协助老人参加活动，需要哪些后勤物资准备（比如饮品和点心），等等。

第 3 节　活动组织管理的方法

一、创造友好的社交环境

一个友好的社交人文环境，能够让老人感受到安全和愉悦，感受到自己是被接纳和被尊重的。这有助于他们对这个护理环境产生信任和归属感，更乐于参加他们感兴趣并且力所能及的活动。

养老服务机构中的所有工作人员都需要了解的是，让痴呆老人参与活动，并不仅仅是负责活动规划组织的社工的职责；每位工作人员都有责任和机会与老人进行交流，满足老人的需求和愿望。

工作人员只要和痴呆老人接触，就都可以和老人进行简单而有意义的互动。比如，在楼道里和老人相遇时，工作人员明朗可亲的笑容、对老人外表和着装的赞美，都能给老人带来愉悦。

虽然痴呆老人缺乏语言表达能力和交流技巧，但这并不能阻碍老人与他人进行社交互动。而工作人员可以在其间发挥更大的作用。比如，某位痴呆老人喜欢音乐，工作人员就可以陪老人一起听听音乐，或者轻轻哼唱歌曲。

护理人员及其他工作人员在活动过程中所表现出的积极态度，可以给老人带来快乐和希望。在活动过程中，团队成员需要耐心、细致、体贴，善于鼓励和赞扬老人，并随时准备为他们提供支持。

经过适当培训的护理人员、志愿者以及某些具有专业技能的外部人士（比如糕点师傅、音乐家、画家等）可以共同参与社区日间照护中心或者养老机构为老人举办的团体活动。

📌 案例 8-4

美国加州有一家专为痴呆老人及其家庭照护者提供服务的社区日间照护中心。除了每天为老人安排有规律的活动以外，中心定期邀请外部志愿者前来，和老人们一起活动。

2013 年 10 月，该中心安排的有外部志愿者参与的活动包括：

◇ 竖琴音乐家表演；

◇ 万圣节系列活动，包括南瓜装饰大赛、小学生唱歌、万圣节化妆晚会；

◇ 欢乐的旋律——表演艺术家模仿美国歌王弗兰克·辛纳特拉为老人们唱歌跳舞；歌唱家在老人合唱弗兰克的老歌时提供伴唱；

◇ 宠物访问——志愿者带小狗前来，和那些喜欢宠物的老人互动。

二、创造安全舒适的活动环境

社区日间照护中心和养老机构的建筑结构和布局应该能够为老人参加活动创造条件。比如，养老机构每个楼层可设置一个小型的公共区域，老人可以在这里喝茶聊天，或者做做手工。

活动的环境需要舒适、安全而宁静。温度要适宜，光照要柔和而充足，座椅要结实稳固。要尽可能地清理环境中容易给痴呆老人造成困惑或惊吓的物品，同时要提供一些支持性的提示工具，比如带日历的大电子钟和活动提示板。

活动中使用的材料都必须确保安全。如果某些活动（如烤蛋糕）需要使用电器设备，护理人员需确保这些电器设备安放在老人触及不到的地方，以免造成危险。

护理人员还可以为每位参加活动的老人准备一个专属百宝箱，里面放着老人参加活动所需要的物品，以便护理人员、参加活动的家庭成员以及志愿者能通过百宝箱了解老人的活动需求，并在活动过程中及时向老人提供帮助。

三、活动管理的要点

1．鼓励老人在活动中使用其尚存的技能。

2．可以让老人提前参与活动准备。比如，与其让老人在一旁看着护理人员装饰聚会现场，还不如让他们力所能及地帮忙摆放装饰物品或活动奖品。

3．关注老人参与的过程，而不是活动的结果。痴呆老人难免会做不好某些事情，护理人员不要去批评或者纠正老人，而是要在他们需要的时候提供支持，协助老人完成活动中有困难的环节。

4．拥有相同兴趣的老人可以多聚在一起活动，活动的同时促进他们之间的社交。

5．如果一项活动同时有多位老人参与，那么活动的组织人员就要考虑到团队的互动和整体情绪，同时需要运用灵活机动的方法，帮助不同的老人达到各自活动的目标。

6．社区活动也是非常重要的，有助于消除在养老院生活的老人容易产生的被隔绝的不良感觉。护理团队要为老人规划安排参与社区活动的机会，比如组织老人参加当地社区的文娱活动。

7．多人活动的规模和时间长短，要根据老人的功能水平和活动内容而定制。通常来说，30 分钟左右的专项活动对于大部分的痴呆老人都是比较合适的。

四、小组活动的工作技巧

在社区日间照护中心或养老机构组织的痴呆老人的活动，通常是以兴趣小组为单位的。要让老人更好地参与活动，带组的护理人员需要具备良好的工作态度、沟通技巧和带组技能。

1．工作态度

（1）了解并尊重每一位老人，具备同理心，能够从老人的视角看问题，体察老人的愿望和需要；

（2）尊重老人的自主选择；

（3）轻松幽默；

（4）表现出自信心；

（5）积极的态度，善于鼓励老人；

（6）对老人有充分的耐心，能用心聆听老人的表达；

（7）对参加活动的老人保持敏锐的观察，能顾及到老人细微的需要；

（8）勇于创新和尝试。

2．组建兴趣小组

（1）每个小组的参加者人数需要控制在 4 ～ 8 位，这样能够保证每位老人都能得到足够的关注和照顾。如果活动的内容需要高度的注意力（比如绘画），组员人数则可以更少些。

（2）在每个小组中，老人的智力、能力、兴趣、背景要相仿，这样可以使活动更为融洽，避免个别老人产生挫折感；

（3）遵守自愿参加的原则。不要勉强老人做他们不愿意做的事情，不要为了活动而活动。

3. 准备工作

（1）活动小组要有明确的目标，每位参与的老人也要有不同的短期目标，比如训练长期记忆能力、加强人际交往、改善沟通能力等等；

（2）根据活动内容配备工作人员。通常来说，8人以内的小组适合配备两位工作人员，其中一位是主要的带领者，另一位是助手；

（3）选择合适的活动时间。比如，认知训练活动需要老人多动脑筋，这样的活动可以尽量安排在上午；

（4）确保环境适合活动，包括：

◇ 环境舒适宁静；

◇ 光线充足并且柔和；

◇ 为老人预留足够的座位，座椅要求舒适和安全；

◇ 为老人保留相对固定的活动位置；

◇ 环境布置简洁，只摆放活动需要的材料和道具；

◇ 提供环境提示，如带日历的电子钟、活动告示板等。

（5）准备活动需要的道具和材料。痴呆老人需要不同的感官刺激，而且为了弥补其感知能力的缺陷（如视力、听力缺陷），为老人准备的道具要求简单醒目，比如文字的字号要放大、图片要简单和清晰。

（6）护理人员在带老人参加活动前，要帮助老人备齐所需要的物品，比如眼镜、助听器等。

（7）为参加活动的老人准备饮料、水果或小点心。

（8）准备好活动评价表，方便在活动过程中和活动结束后，记录老人参与活动的情况。护理人员需要定期评价老人参加活动的效果——老人的参与程度如何，在活动中的情绪和行为表现如何，是否达到预期的活动目标等等。评价参与效果是为了让之后的活动计划能够更加符合老人的需要。

4. 带组技巧

（1）每次小组活动只集中于1～2个主题内容。

（2）掌握好每次活动的时间分配。整个活动的时间大约在45分钟到1小时，其中做专项活动的时间保持在 30 分钟左右。

（3）选择不容易给老人造成挫折感的游戏或活动。就算老人做得不够好，也要给予他们鼓励，而不是纠错和责怪。

（4）充分发挥每位老人熟悉的技能和现有的能力。

（5）多赞美老人的表现，加强老人的自信心和安全感。

（6）鼓励老人发表自己的观点和意见。即使老人某些地方讲得不对也不要批评，而是要感谢老人的参与。

（7）在口头说明任务的时候，语速要放慢，讲话要简单。必要时复述内容，让每位老人都能听清楚。

（8）可配合使用图片、音乐、道具、小游戏等，多方位地刺激老人的感官，提高老人参与活动的兴致。

（9）听力有问题的老人可以使用助听器，或者坐在靠近小组带领者的位置。

（10）把活动内容分解为一个接一个的步骤，让某些缺乏能力的老人也能跟着步骤完成简单的任务。

（11）组织活动也要注意灵活性，尽量让活动的流程自然发展。如果老人们喜欢活动中的某一个环节，那么可以相应地延长这个环节的时间，压缩其他环节的时间。

（12）护理人员在活动的过程中随时留意老人的情绪和注意力。观察老人看上去是不是很高兴，注意力是不是集中，然后适时和老人单独交流，了解老人的需要。一旦老人显得疲倦或失去活动兴趣，护理人员可尽快安排老人休息。

小结

1. 护理团队为痴呆老人创造一个友好的人文生活环境、为老人设计和安排有意义的活动，能够有效地维持老人的认知能力、生活能力与社交功能。痴呆老人可以参加多样化的活动，包括个人兴趣活动、家务活动、身体锻炼活动、社交活动以及功能训练活动等。

2. 护理团队基于老人的能力和喜好，为老人设计和安排能够带来乐趣、并具有一定康复效果、维持老人自尊和自信的活动。

3. 让痴呆老人参与活动，并不仅仅是负责活动规划组织的社工的职责。养老服务机构每位工作人员都有责任和机会与老人进行简单而有意义的互动，让老人感受到安全和愉悦。

4. 护理人员在活动过程中所表现出的积极态度，可以给老人带来快乐和希望。在活动过程中，护理人员需要耐心、细致、体贴，善于鼓励和赞扬老人，并随时准备为他们提供支持。

思考与练习题

1. 痴呆老人应适当参加什么样的活动?

2. 列举认知训练活动的种类并加以说明。

3. 如何为痴呆老人创造一个友好的社交环境?

4. 痴呆老人活动管理的要点是什么?

5. 组织痴呆老人活动前需要做好哪些准备工作?

6. 请列举出至少 8 项带领痴呆老人进行活动的工作技巧。

第9章
行为和精神症状的应对

学习目标

➤ 掌握什么是痴呆老人的行为和精神症状，以及常见的症状表现

➤ 熟悉可能导致痴呆老人出现行为和精神症状的因素，重点掌握其中的照护者因素和环境因素

➤ 理解痴呆老人的行为就是老人特有的沟通方式

➤ 掌握行为和精神症状的照护流程

➤ 掌握观察和描述老人的行为和精神症状的方法

➤ 掌握护理人员可以采用的预防痴呆老人的行为和精神症状的方法

➤ 掌握在老人发生行为和精神症状时的应对方法

90%左右的痴呆老人会出现不同程度的行为和精神症状。行为和精神症状不仅会给患病老人自身带来痛苦，也会给其家庭成员及照护者造成困扰。在照护者不理解这些症状的时候，就会认为痴呆老人很难照顾。照护者有时会用"奇怪"、"荒唐"、"故意找麻烦"、"莫名其妙"、"疯了"等字眼来看待或描述痴呆老人的想法和行为。

事实上，痴呆老人并非是疯了或是要故意找麻烦。每位痴呆老人都是有着丰富人生经历的生命个体，但是疾病影响了他们的大脑，导致他们的思维和行为有时候会发生异常情况。护理人员需要学习和掌握体贴有效的方法来照顾痴呆老人，尽可能地降低老人出现行为和精神症状的频率和程度，以减少照护压力；并且能够在老人感到困惑、沮丧、恐惧或愤怒，表现出叫喊、骂人、打人、踢人的时候，知道如何恰当地回应。

中国社会福利协会养老服务指导丛书

第1节 理解痴呆老人的行为和精神症状

一、什么是痴呆老人的行为和精神症状

1. 定义

"行为"是人们受思想支配而表现出来的外部活动,具有一定的动机和目的性。从心理学解释,人的内在生理、心态和心理变化的外在反应就是行为。简单地说,行为既包括人们做事的方式,也包括人们对周围的人或事物作出反应的方式。

"精神"指人的意识、思维活动和一般心理状态。

痴呆老人之所以会经常出现行为和精神症状,其原因就是老人在行为、意识、思维和情绪方面发生了紊乱。1996 年,国际老年精神病学学会为此专门提出了一个新的术语——"痴呆的行为和精神症状(英文为 behavioral and psychological symptoms of dementia,简称 BPSD)"。

2. 痴呆老人常见的精神和行为症状(见表 9-1)

表 9-1　痴呆老人常见的精神和行为症状

精神症状	行为症状
● 焦虑 ● 淡漠 ● 妄想 ● 抑郁 ● 幻觉 ● 错认 ● 失眠	● 激越 ● 叫喊 ● 哭泣 ● 不当行为和失控 ● 咒骂 ● 踱来踱去 ● 肢体攻击 ● 重复 ● 坐立不安 ● 尖叫 ● 跟脚(跟踪) ● 言语攻击 ● 游荡

二、导致痴呆老人出现行为和精神症状的可能因素

本教程的第 2 章详细讲解了痴呆的基本症状和二级症状之间的关系,如下图所示:

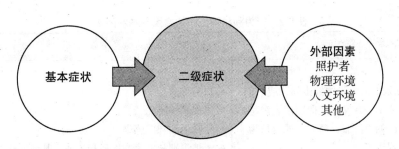

图 9-1　痴呆的基本症状与二级症状

其中，由于大脑病变直接造成的认知和功能障碍是痴呆的基本症状群；而行为和精神症状则属于二级症状群，是由基本症状直接衍生、或者与外部因素相互结合或影响而产生的。

由于认知功能下降，痴呆老人会逐渐对周围的世界愈发感到困惑。而生活能力的下降，会让老人感觉失控、沮丧和无能为力。因此，痴呆的基本症状群——认知和功能障碍——通常会衍生出患病老人的焦虑、抑郁、妄想等一些精神症候群。

当基本症状和衍生症状与内部和外部因素相互作用、相互影响时，痴呆老人就有可能出现更多的行为和精神症状表现。下面这张图（见图 9-2）以及接下来的表 9-2，更清楚地说明了可能导致痴呆老人出现行为和精神症状的原因和触发因素。

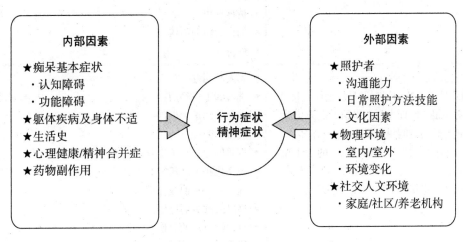

图 9-2　行为和精神症状的原因及触发因素

表 9-2　行为和精神症状的原因及触发因素

导致行为和精神症状的原因	可能的触发因素
躯体状况 【说明】如果痴呆老人因身体健康问题或药物反应而出现身体不适，又无法向照护者清楚描述和表达自己的不舒服，就有可能以行为症状的方式表现出来	• 发烧 • 口腔疼痛 • 泌尿系统感染 • 呼吸道和肺部感染 • 未被识别和治疗的疼痛和（或）其他症状 • 便秘 • 由于食欲不振、食物和水分摄入不足而导致的脱水、营养不良和（或）电解质失衡 • 药物的不良反应 • 睡眠不足 • 头痛 • 疲劳 • 瘙痒 • 其他慢性病 • 视力或听力受损，且未得到矫正（戴眼镜或助听器）
心理健康问题 / 精神合并症 【说明】同时患有精神疾病或者有心理健康问题的痴呆老人更容易出现行为和精神症状	• 抑郁症 • 自杀意念 • 精神病 • 精神病史 • 创伤后应激障碍 • 焦虑
生活史 【说明】痴呆老人的记忆衰退是从近期记忆开始的。对于很久以前发生的事情，老人仍然能够在相当长的时间里保留一部分的记忆。因此，老人的生活经历，包括以往的工作和生活习惯、个人喜好、重大事件等等，都有可能影响老人患病以后的心理和行为	• 家人和朋友 • 学习和工作经历 • 生命中的重大事件 • 成就和荣誉 • 重要的纪念日（生日、结婚、生子等） • 与文化相关的传统和事件（如民族节日、宗教节日等） • 性取向、配偶或伴侣关系 • 移民或逃难的经历 • 过去经历过的创伤，比如： • 战争时期的经历 • 政治迫害的经历 • 代际创伤 • 失去珍爱的家人 • 遭到虐待 • 遭遇遗弃

续表

导致行为和精神症状的原因	可能的触发因素
照护者 【说明】痴呆老人的身体功能和生活自理能力在逐渐衰退，而沟通能力的下降又让老人无法清晰准确地表达自己的需要。一旦照护者不能理解老人，不能在日常照护中满足老人的需要，或者照护者由于态度、沟通、照顾方法和技能等问题让老人感觉不舒服，就都有可能会诱发老人的行为和精神症状	沟通因素 ● 缺乏耐心 ● 说话太快 ● 居高临下 ● 不使用老人喜欢的称呼 ● 与老人争论 ● 指出和（或）纠正老人的失误 ● 试图和老人讲道理 ● 不礼貌的言语举止 ● 由于方言障碍，彼此无法理解对方的意思，或无法用老人的方言和老人交流 ● 家庭成员很少参与交流，使得护理人员对老人了解不足 日常照顾因素 ● 护理计划不适合老人 ● 急于完成护理任务，不考虑老人是否愿意接受 ● 护理操作手法不够轻柔 ● 太多的员工参与护理，把老人搞糊涂了 ● 忽视护理人员的性别问题，尤其是在照顾老人洗澡和大小便时 ● 不提供给老人参与日常生活的机会 ● 不给老人选择的机会，或者相反地让老人做过于复杂的选择 ● 个人卫生护理方式单一（比如将洗澡作为唯一的身体清洁的方法）或设备配置不佳 ● 不考虑老人一贯的个人卫生习惯 ● 过高或过低地估计老人的能力 ● 移动老人不当，造成老人的痛苦 ● 在护理过程中未考虑护理环境对老人的影响 文化因素 ● 缺少懂得老人方言的护理人员 ● 对老人的生活经历和文化背景认识不足 ● 日常照护中没有把老人的文化和精神需求融入进来

导致行为和精神症状的原因	可能的触发因素
物理环境因素 【说明】一旦痴呆老人的生活环境发生改变，或者生活环境无法满足老人的需要，就有可能触发老人的行为和精神症状	**室内环境** • 照明不足或光线过于刺眼 • 没有帮助定向的标志或提示 • 环境嘈杂 • 墙面、地面、门、物品的色彩和（或）材质没有显著差别 • 护理区域内有太多的流动人员 • 护理区域被明显隔离 • 个人空间不允许有个性化的布置 • 环境中存在着令人在文化或精神上感觉不舒服的物品 • 环境中存在某些容易引起错觉的物品（如镜子） • 缺乏隐私保护 **室外环境** • 室外环境设计无趣，缺乏亮点 • 遮荫不足 • 没有或很少设有座椅，老人无法坐下来歇息 • 路面不适宜步行（比如太滑或者不够平整） • 环境中存在安全隐患 • 小路通往令人沮丧的死角 • 没有适合开展户外活动的空间 **环境变化** • 从一个护理环境转移到另一个护理环境（比如从家里转移到养老机构） • 房间重新装修，或房间格局发生变化 • 家具和常用物品的摆放发生变化 • 离开家或从养老机构出走，进入一个不熟悉的环境 • 外出时走失 • 紧急突发事件，如地震、台风、火灾、水灾等
社交人文环境 【说明】痴呆老人需要一个良好的社交人文环境，能够感觉到他们适合生活在这个地方，这里的每个人都善待他们，从而让老人有归属感和安全感。否则，不良的社交人文环境将会触发老人的行为和精神症状	• 歧视、误解和孤立 • 嫌弃、指责 • 忽视、虐待 • 不恰当的人身约束 • 缺少有组织的身体活动 • 无聊，缺少有意义的活动安排 • 过度刺激或刺激不足 • 缺乏陪伴 • 被家庭遗弃

三、理解痴呆老人的行为和精神症状

1. 行为就是沟通

很多时候，痴呆老人的行为和精神症状其实就是在告诉护理人员：什么事情已经不对劲儿了。由于痴呆老人已经没有办法再用语言准确地告诉护理人员是哪里出错了，因此，展现给护理人员看到的就是各种各样的行为和精神症状。

从某种程度上说，这就是痴呆老人表达他们需要的特定方式。

举例来说，当老人身处家中，却冲着护理人员嚷嚷"让我回家"的时候，"家"对于老人可能已经不再是一个具体的居住地点，而是代表了一种安全和被爱的感觉。在老人大叫着要回家的时候，其背后的潜台词很可能只是："我现在很害怕，你能好好陪陪我么？"

2. 护理团队的责任

导致痴呆老人出现行为和精神症状的因素，有些源于老人自身（疾病的影响、生活史等），有些则来自于外部——其中很大一部分来自于照护者（包括专业护理人员和家庭照护者）和护理环境（包括物理环境和社交人文环境）。

护理团队的每一位成员都需要认识到，护理人员同样是可能触发痴呆老人行为和精神症状的重要原因。护理人员应意识到自己应该承担起的责任，在工作中通过改变对痴呆老人的态度、改善沟通方式、提高照护技能以及改善环境等方法，有效降低痴呆老人出现行为和精神症状的频率和程度。

📌 知识链接

美国的约翰·蔡塞尔博士在他所著的《我依然在这里——阿尔茨海默病照护新理念》一书中指出，痴呆患者的行为表现被很多专业或非专业人士称为是"症状"，但这些行为往往是痴呆患者对不恰当的照顾、躯体状况、物理环境和社会环境的反应。

约翰举了一个形象的例子来支持他的观点：他的左膝盖韧带拉伤了，基本症状就是丧失功能——不能正常行走了。他在受伤期间感到痛苦，变得烦躁，进而讨厌周围的人，这就是因为基本症状与心理和外部环境互相影响而出现的新的行为。

约翰说："没有人会把易怒和厌烦作为韧带受伤的症状，但这就是我们对待痴呆患者的方式。我们更多地是在责怪疾病和患者的行为，而不是检讨自己应该做些什么，来改善痴呆患者的行为。"

第2节　行为和精神症状的应对方法

一、关键信息

国际老年精神病学学会在《护理人员应对痴呆患者行为和精神症状指南》（Nurse's Guide to BPSD）中，列出了护理人员应该了解的关键信息：

1．痴呆患者的行为和精神症状是很常见的。高达90%的痴呆患者在患病期间会出现一些行为或精神症状。

2．如果没有有效的管理，行为和精神症状会对患者本人、家庭成员及照护者造成显著的困扰。

3．干预痴呆患者的行为和精神症状与干预他们的认知症状同样重要，甚至会比干预认知症状更有成效。

4．参与一线工作、照顾痴呆患者的所有护理人员都应熟悉行为和精神症状的临床表现，并了解如何管理这些行为和精神症状。

5．非药物的干预措施应考虑到行为和精神症状的所有严重性。

6．有多种概念性的模式和方法可以引导护理人员的干预实践，其中包括"以人为中心的照护模式"、"认可疗法"等等。

7．基于痴呆患者的需求和能力，制订个性化的医疗、照护和心理干预综合方法是最有效的。

8．早期和中期患者通常居家生活，晚期患者则可进入养老机构。护理人员在这期间能够对患者及家庭起到重要的支持作用。

9．在痴呆患者的照护过程中，护理人员应该得到支持，并受益于支持。这些支持来自于个性化的照护计划以及临床督导。

10．痴呆患者的行为和精神症状常常是可以预防和成功治疗的。

11．痴呆患者的行为和精神症状管理，需要理解疾病的病理、患者心理、人际交往、社会和环境因素之间复杂的相互作用。

知识链接

认可疗法

认可疗法由美国社工纳奥米·费尔从 20 世纪 80 年代开始创建，是一种与痴呆老人进行沟通，并且为他们提供帮助的方法。三十多年来，认可疗法已经在美国、加拿大、欧洲、日本和澳大利亚等超过 10 000 家的老年护理机构得到应用，让很多老人以及他们的护理人员从中受益。

认可疗法强调对痴呆老人言语和行为背后所隐藏的含义及情感进行肯定和回应。由于思维混乱，痴呆老人有时候说的话是与事实不符的、或者根本没有发生过的事情（比如凭空猜测别人盗取自己的物品），有时候表现出来的行为也和以往一贯的个性大相径庭。而认可疗法要求护理人员善于倾听和观察痴呆老人的语言或行为表达，从老人的视角来探视他们的世界，尊重和关注老人的感受，而不是事实本身，然后对老人的内在情感和感受进行肯定和验证。

比如，某位老人指责他人盗取自己心爱的物品。对此，护理人员首先要做的不是去和老人说理争辩，而是先要理解，老人所说的心爱物品可能是其珍视的、代表着生命中很重要的某段回忆。护理人员要肯定这件物品对老人的重要性，肯定老人内在的情感，然后再为老人提供帮助，比如帮老人把东西找回来，或者干脆转移老人注意力去做一些老人喜欢的事情。

由于认可疗法重视痴呆老人内在的被尊重和被肯定的需要，并开发出相应的沟通方法，有助于护理人员和老人建立起信任关系，因此，在以沟通为基础的痴呆老人专业照护领域中显示出了良好的效果。

二、行为和精神症状的干预与照护流程

痴呆老人行为和精神症状的干预与照护需要跨学科的专业团队协同作业，包括医生、专业治疗师，以及一线的护理人员、提供支持服务的社工，并且有必要将家庭照护者也纳入进来。

1. 风险程度评估

当痴呆老人出现行为和精神症状的时候，护理团队首先需要确定的是，其症状给痴呆老人自身、家庭照护者、护理人员或其他人员是否会带来直接或潜在的危险。

一旦老人出现谵妄、严重抑郁、精神病性症状和兴奋、冲动等症状（如暴力行为、企图

自杀），或者因为躯体疾病或药物不良反应引起行为症状，护理团队需要将老人转至医疗机构的急诊或专科，保证老人的精神症状和躯体疾病能够得到及时的治疗。

🔨 知识链接

谵 妄

如果痴呆老人的行为和精神症状发生得比较突然，并伴随有明显的功能性衰退或神志不清、瞌睡等现象，老人一定要第一时间被送至医院，因为这些可能是谵妄的发病迹象，需要富有经验的老年精神科医生进行鉴别和诊断。

谵妄是一种急性发作的综合征，特征主要包括意识清醒程度降低、注意力变差、失去定向感、情绪激动或呆滞、睡眠和清醒的周期混乱、时而清醒时而昏睡，常常伴随着妄想和幻觉等。

谵妄是老年精神科中常见的问题。当谵妄的症状产生时，必须尽快找到造成谵妄的身体疾病原因并进行对症治疗，避免潜在的身体疾病恶化，危及生命安全；同时需要控制患者的行为，使用药物降低精神行为的异常症状、不安与失眠，以避免患者因为行为障碍而出现危及自身安全或伤害他人的情况。

痴呆老人由于大脑病变、患有身体疾病以及合并用药等原因，成为发生谵妄的高危险人群，但却因容易被归为老人情绪不稳而被忽视。谵妄未得到治疗的痴呆老人死亡率高达30%。

痴呆老人的大部分行为和精神症状不会马上对自身或他人造成危害，但是如果放任不管，潜在的触发因素就无法得到改善，老人的症状就有可能变得愈发严重，继而影响到老人的生活品质和护理人员的照护质量。因此，护理团队需要针对老人的症状进行观察、分析，找出触发因素，制订干预计划，并将其纳入老人的照护计划。

2. 收集老人行为表现的详细信息

收集老人行为表现的详细信息，是评估老人的行为症状、分析触发因素、制订有效的行为照护计划的必备条件。

工作在一线的护理人员和家庭照护者是最经常接触患病老人的人员，因此也是获得老人行为表现信息的最重要的来源。护理人员需要仔细回顾老人行为问题的整个过程，并客观描述事实：

（1）老人出现了什么行为？

（2）这个行为是什么时候发生的？在哪里发生的？持续时间是多长？

（3）在这个行为开始前，曾经发生过什么事，从而直接导致老人出现这个行为？

（4）在这个行为发生之前，老人都出现了哪些征兆或迹象？

（5）在这个行为发生的时候，什么人和老人在一起？当时的情况是什么样？这个（些）人对老人做了什么？这个（些）人对老人的回应是什么？

（6）这个行为发生的频率是多久一次？（比如，每天发生两三次，或每周发生三次）

（7）这个行为在什么样的特定情况下特别容易出现（比如洗澡的时候）？

（8）这个行为在什么样的特定时间特别容易出现（比如黄昏）？

（9）这个行为在什么时期发生得更为频繁？

3. 分析触发原因

所有的行为都有其背后的意义，都包含着触发行为的原因。

痴呆老人出现行为和精神症状的原因，除去大脑病理影响外，还可能包括其身体不适、照护者因素和环境因素等等（详见本章的第1节）。

护理团队在收集完老人行为症状的信息后，要对触发行为症状的原因进行排查。痴呆老人发生行为症状并不一定是痴呆病情加重的标志。护理团队首先需要排查是不是因为老人身体不适却无法表达而触发了行为症状。比如：某位痴呆老人拒绝吃饭，首先需要排查是不是因为老人佩戴的假牙不合适或者其他口腔问题导致的不适而使得老人拒绝吃饭。特别需要注意的是，对身体不适因素的检查应由医生来进行。

某些老人出现行为症状与其生活经历有关。护理团队需要全面了解老人，查阅他们的资料，并记录下新获得的信息。理想状况下，邀请老人的家庭成员、朋友、直接护理人员都参与进来，了解一下老人之前的生活方式、个性、习惯、生命中的重大事件和重要人物，是否有可能对老人的行为和心理产生影响。

📌 案例 9-1

某位痴呆老人发生了游荡行为，从养老院出走了。

养老院的院长首先及时地将老人出走的事件告知了老人的家属。通过和家属的交流，院长了解到老人在退休前曾是铁路扳道工。于是，院长把铁路沿线也列入了搜寻地点清单。最后，搜寻人员果真在老人以前工作过的铁路路段找到了出走的老人。

4. 行为和精神症状的干预照护方法

通过对老人行为和精神症状的洞察和分析，护理团队就能逐渐找到一些可能的触发原因，以及老人在开始这些行为前的细微迹象。在此基础上，护理团队需要为老人制订个性化的行为和精神症状的照护计划，以便护理人员在之后的日常照护中，为有行为和精神症状的痴呆老人提供照顾和帮助。

（1）预防行为和精神症状的方法

痴呆老人的某些行为和精神症状是可以预防、或者降低其发生的频率和强度的，尤其是那些因为照护者和照护环境所触发的行为和精神症状。

痴呆老人的大脑已经遭到疾病的破坏，而且他们的认知功能和生活功能将越来越走下坡路，这是无法改变的事实。因此，护理人员不能期待老人去适应周围的人和环境，只有调整自己、调整照护方法，来适应老人不断发生的变化。

只要护理人员能够为患病老人提供舒适安全的生活环境、没有压力的生活氛围，有规律地安排老人的日常生活，满足老人的生活需要，给予老人爱、关怀和尊重，就可以有效地减少老人行为和精神症状的发生。

当护理人员了解到是什么原因可能触发了老人的行为和精神症状、什么事情容易让这些症状恶化后，护理人员要尽可能地从源头进行改善。比如，某位痴呆老人会因为看到浴室里的镜子反射出的人影而心生恐惧、抗拒洗澡，护理人员可以用布帘遮挡镜子，以消除老人的恐惧感。

（2）行为和精神症状发生时的应对方法

◇ 识别信号，转移老人的注意力：护理人员要能够识别出老人发生行为和精神症状前的一个或者多个细微迹象（哪怕小到表情上的一个变化），尽可能在行为和精神症状发生前，转移老人的注意力。

◇ 让老人恢复平静：当老人发生行为和精神症状时，护理人员要帮助老人尽快恢复平静，让老人有安全感。

护理人员要了解老人的喜好，看看什么事情是可以有效地转移老人的注意力的，可以让老人变得高兴一些的。比如，老人是不是愿意听听音乐，吃点东西，或是和护理人员一起散散步、聊聊天。每位老人都是不同的，护理人员要善于从实践中逐渐积累经验。

◇ 以老人的行为和反应作为指导：在日常生活中，老人的行为和表现，其实就是在向护理人员提供重要的信息。只要护理人员留心观察，就可以得到启示，来决定下一步该如何提供照护。比如，老人的行为和反应是不是代表满意或高兴？老人对正在做的事情有兴趣吗？老人是开开心心地参与其中吗？老人看上去是不是悠闲平静？老人是不是愿意听从护理人员的引导？等等

如果回答是肯定的，那么就说明，老人所做的事情或者护理人员准备引导老人所做的事情是有益的。相反地，如果老人的行为和反应是不满的或不愉快的，老人表现得很痛苦、烦

躁、愤怒、烦恼、激动、害怕、抗拒、叫喊、哭泣、敲打或者呻吟，那么就说明，老人所做的事情或者护理人员准备要老人做的事情就是不利的。

比如，护理人员要为老人洗澡的时候，一旦老人表现得非常抗拒，就需要先停一停，让老人平静下来，而不是强迫老人立即去洗澡。否则，可能会让老人的行为症状愈演愈烈。

5. 评价照护方法的效果，总结经验教训

很多时候，老人的反应就是对行为和精神症状干预照护方法的直接评价。如果老人能平静下来，逐渐变得高兴或满意，这就说明方法奏效了；如果老人看上去仍然很痛苦、烦躁甚至愤怒，那就说明干预照护方法没有达到效果，需要采取另外的方法。

每位痴呆老人都是独特的，看上去相似的的行为和精神症状，其内在的触发原因可能并不相同，所以应对的方法和效果也会因人而异。护理人员需要耐心、不气馁，保持积极和包容的心态。

护理人员要及时记录自己每次应对老人的行为和精神症状的处理方法和结果。成功的经验，可以帮助护理人员再次采用同样或者类似的方法，预防或者改善老人的行为和精神症状，这会让以后的护理工作变得轻松顺畅一点。失败的教训同样能帮助护理人员规避导致行为和精神症状恶化的风险。无论成功还是失败，都是非常有价值的经验。

在养老服务机构中，护理团队尤其需要分享这些经验，以便为痴呆老人提供个性化、具有持续性的有效照护。

 小结

1. 90% 的痴呆老人会出现不同程度的行为和精神症状。

2. 导致行为和精神症状的原因包括痴呆老人的身体不适、生活经历、照护者因素、物理环境因素和社交人文环境因素等等。某种意义上说，行为和精神症状就是痴呆老人表达他们需要的特定方式。

3. 护理人员需要认识到，如果沟通或照护方式不当，护理人员同样是可能触发痴呆老人出现行为和精神症状的重要原因。

4. 如果能够为痴呆老人提供舒适安全的生活环境、没有压力的生活氛围，有规律地安排老人的日常生活，满足老人的生活需要，给予老人爱、关怀和尊重，就可以有效地减少老人行为和精神症状的发生。

5. 当护理人员了解到是什么外部原因可能触发了老人的行为和精神症状时，护理人员要尽可能地从源头进行改善。

思考与练习题

1. 哪些身体不适可能会触发痴呆老人的行为症状?

2. 哪些照护者因素可能会触发痴呆老人的行为症状?

3. 哪些环境因素可能会触发痴呆老人的行为症状?

4. 在可能触发行为症状的诸多因素中,哪些是可以控制和改善的因素? 举例说明。

5. 当痴呆老人出现行为症状时,护理人员需要收集哪些行为表现的详细信息?

6. 哪些方法可以减少痴呆老人出现行为和精神症状?

第10章
常见行为和精神症状的照护

学习目标

➤ 熟悉痴呆老人常见的行为和精神症状的表现和原因

➤ 掌握常见行为和精神症状的照护和应对方法

痴呆老人常见的行为和精神症状主要有重复、错认、妄想和猜疑、跟脚、幻觉和错觉、情感淡漠、激越、攻击、游荡等等。某些老人由于大脑特定部位受损，还会出现一些正常人看来不恰当的行为举止。工作在一线的护理人员需要能够确切地了解这些症状，并以耐心、体贴、尊重的方式，为痴呆老人提供有效的帮助。

第1节　重复行为的照护

一、了解痴呆老人的重复行为

痴呆老人会一遍又一遍地说同一句话或者做同一件事情，这就被称为重复行为。导致发生重复行为的原因，是老人短期记忆的丧失。

重复行为的常见表现形式包括：

1. 重复问同样的问题。由于老人实在想不起来自己其实已经问过某个问题，也记不起来其实旁人已经告诉过自己答案。因此，老人就会一遍又一遍地问同样的问题。

2. 重复说一件事。由于老人想不起来已经和谁说过这件事，也记不起来别人的反应，因此，老人就会一遍又一遍地重复说这件事。

3. 重复做一件事。由于老人想不起来自己其实已经做过某件事了，因此，老人又会重复去做一遍，比如，做饭的时候忘记自己已经放了调料，又去放一遍；忘记自己已经买过某样东西，结果出门的时候又买一次回来；忘记自己已经吃过饭，又吃了一遍；忘记自己已经锁好门，总会一遍又一遍地确认门到底锁上了没有。

重复行为很少会伤害到老人自己或旁人，因为在多数情况下，老人只是在寻找熟悉、安全、有确定性的感觉。不过，没完没了的重复，的确会让护理人员感到有些压力，况且某些重复行为也会制造出生活中的小麻烦。

二、重复行为的照护方法

1. 保持冷静和耐心

护理人员在面对老人的重复行为时，首先要保持冷静和耐心，要注意老人的情绪，体谅老人的感受。切忌因为老人总是重复而做出强烈反应。

即使老人一直问同样的问题，护理人员也要耐心地再一次给出简单的答案，哪怕这个问题其实已经回答过好多遍了。

2. 安排活动，转移注意力

条件允许的话，护理人员可以安排老人去参加一些活动。老人一个人呆着感觉无聊时，就容易说重复的话，或者做重复的事。护理人员可以为老人做好安排，让老人愉快地参加喜欢的活动。

3. 利用记忆辅助工具

针对早期和早中期的痴呆老人，护理人员可以使用记忆辅助工具。如果老人总是重复问同一个问题，那就利用便条、钟表、日历或照片之类的提醒工具来提示老人。当然，前提是这些物品对于老人来说还具有意义。

4. 接受和引导

护理人员要接受老人的重复行为。如果没有危害，那就顺其自然吧。护理人员可以尝试着利用这些行为。比如，老人总是用手搓桌子，那就给老人一块抹布，请老人帮忙擦桌子；老人经常询问吃什么，那就可以请老人参加烹饪或就餐的准备，等等。

第2节　应对错认

一、错认的症状表现

随着病情的发展，痴呆老人会变得无法认出熟悉的人、地方或物品。他们会记不起人际关系，无法正确叫出家人或者护理人员的名字。他们搞不清楚自己的家或房间在哪里，还会忘记常用物品的功能（如不知道如何使用筷子）。这些情况都需要得到护理人员的理解。

即使老人记不清楚护理人员是谁，请记得老人不是有意的，是痴呆让老人变得健忘。但是，护理人员的支持和理解依然让人感动。

二、错认的照护方法

1. 保持冷静，理解老人

尽管老人有时候会认不出护理人员，或者叫错名字，这难免会让护理人员感觉失落或痛苦；但是，护理人员要控制自己的情绪，不要表现出失望或悲伤。

如果老人错认物品（比如，把别人的东西当成自己的），护理人员要理解，这是疾病导致的，而不要去评判老人行为的对错。

2. 回应和提醒

一旦老人叫错人或认错物品，护理人员可以先给老人一个回应，并进行简单的说明。不要用冗长的解释让老人变得更糊涂，简单说明一下就可以了。

有必要的话，护理人员可以让老人看看照片，或者其他有提醒作用的物品。这些物品有时候能帮助老人想起一些重要的人物关系或事情。

即使老人真的无法想起来，护理人员也要顺其自然，不要勉强老人搞清楚到底发生了什么，否则容易让老人变得更迷糊。

3. 不要责怪和争论

护理人员要以温和的态度去提醒老人，而不是采用反驳、责怪、争论的方式来和老人交流。比如，当老人认错人的时候，护理人员不要抱怨说："您怎么连我都不认识了！"而可以试着这样说："我是小唐，让我来照顾您。"

如果老人错拿了别人的物品，护理人员不要责备老人，可以向他人解释一下老人的情况来争取理解。此外，护理人员也可以请老人的家庭成员为老人多买几样老人喜欢的类似物品。

第 3 节　应对妄想和猜疑

一、了解痴呆老人的妄想和猜疑

妄想是痴呆老人较为常见的一种精神症状。它是一种不真实的，但是老人却深信不疑的想法。

老人妄想的内容是多种多样的，比如，认定有人偷自己的东西；认为自己住的地方不是自己家，吵着要回家；认为老伴儿或者护理人员是冒充的，要赶他们出去；认为老伴儿有外遇，或者护理人员要加害自己；觉得自己被遗弃或者会被害，等等。

猜疑则是妄想的一种典型表现形式。老人有时候会误解自己所看到和听到的事情，对护理人员和周围的人充满猜疑，甚至无故指责护理人员或家庭成员偷盗、撒谎或不忠。

虽然这些想法很可能没有任何的事实依据，但是，对于老人来说却是深信不疑的。更何况，老人妄想和猜疑的对象往往就是和老人接触最为频繁的护理人员或家庭照护者。如果不理解妄想和猜疑行为的本质，护理人员就会感觉非常受伤。

在老人出现妄想、猜疑的症状时，和老人讲道理或者争辩是没有任何意义的。很多护理人员在妄想症状的初始阶段会不断解释、与老人争论，但是到最后都会发现是徒劳无功的。况且争辩有可能会导致老人生气，少数严重的还会诱发老人的攻击行为，后果更难处理。

事实上，让痴呆老人认识到自己的想法错误是一件非常困难的事情。一方面，由于判断力下降，老人并不觉得自己错了；另一方面，老人有记忆障碍，可能都已经忘了自己曾经说过什么话，做过什么事。如果护理人员列出各种"证据"来证明老人说错话或者做错事了，结果只能是让老人感到无助、羞愧甚至是愤怒。

二、妄想和猜疑的应对方法

1. 倾听老人的表达

在应对妄想和猜疑的时候，护理人员首先要做到的就是耐心倾听，让老人充分地表述自己遇到的麻烦，并尽量理解老人的表达。

这是一种特殊形式的聆听。就算护理人员自己就是被妄想和猜疑的对象，也要努力先把"自我"放下，聆听老人隐藏在妄想和猜疑背后的心声。谨记这是疾病在猜疑和指责护理人员，而不是老人。只要能这样想，护理人员的心里就会好过很多。

如果老人的痛苦、焦虑、悲伤等负面情绪能够通过表达而宣泄出来，他们的妄想和猜疑行为就有可能减少。反过来，如果护理人员忽视甚至压抑了老人的表达，老人的痛苦感就会加重，甚至引发更严重的精神和行为症状。

2. 洞察老人的感受

护理人员要善于从老人的表达中，洞察隐藏在妄想、猜疑背后的真实感受和需要。

比如，当某位痴呆老人无故怀疑自己银行存款被盗，可能只是因为老人比较在意金钱，而且缺乏财务方面的安全感。

又如，当患有痴呆的婆婆一口咬定是儿媳偷了她的心爱物品时，也可能是因为老人缺少来自子女的关爱，害怕被遗弃，而认定是儿媳偷走了儿子对母亲的爱。

一旦护理人员能够发现那些藏在妄想和猜疑背后的感受和需要，就找到了与老人沟通的桥梁。

3. 认同老人的感受并给予安慰

护理人员理解了老人真实的感受和需要后，要温和平静地肯定老人的感受，向老人传递出体谅和尊重的信号。

护理人员也可以安慰老人，让老人感受到护理人员的关心。

对老人的回应要简单。护理人员可以和老人交流想法，但是，语句一定要简单，否则会让老人变得更迷糊。

需要注意的是，肯定老人的感受，不争辩、不解释，并不意味着护理人员要承认自己做过老人所指责的、实际上并没有发生过的事情。因为在某些知觉层面上，老人知道真相是什么。

当老人感受到护理人员的尊重和体谅，和护理人员之间的信任关系就会建立起来。

4. 帮助老人处理麻烦

当老人安静下来以后，护理人员可以把老人的注意力转移到其他活动上去，温和地引导老人做些喜欢的事情。很可能，老人过一会也就忘了刚才的猜疑和指责了。

如果老人因为一时找不到东西而指责他人偷窃，那么，护理人员可以用温和的态度主动帮助寻找。护理人员可以到老人平时喜欢藏东西的地方去看看东西在不在，也可以把容易丢失的东西做一下备份。如果老人经常寻找某样物品，那就不妨请老人的家庭成员多买一两件，以备不时之需。

🖈 案例 10-1

任奶奶是一位 80 岁的阿尔茨海默病患者，她的老伴儿在 10 年前就过世了。任奶奶和老伴儿相识相爱于大学，是一对感情很好的夫妻。老伴儿过世以后，任奶奶和女儿一起居住。由于女儿要工作，所以请了居家护理员小佳来负责照顾任奶奶。

任奶奶总是藏东西。她自己把首饰盒子里的项链藏了起来，然后指责是小佳扔掉了她的宝贝东西。任奶奶的女儿告诉小佳，以前母亲也同样指责过自己拿了那条项链。母亲很珍视那条项链，因为那是父亲年轻时送给母亲的礼物。任奶奶的女儿同时还将任奶奶通常藏匿项链的地方告诉了小佳。

案例 10-1

某一天，任奶奶又一次把项链藏起来，然后指责是小佳把项链扔掉了。小佳分辩说自己没有拿，是任奶奶自己把项链藏起来了，并且带着任奶奶，按照她女儿提供的线索，真的把项链找出来了。

但是，小佳却没有想到，任奶奶并没有因为自己把项链找出来了而变得高兴。不久，任奶奶又把项链藏起来了。

思考：这条项链对于任奶奶意味着什么？她为什么要把项链藏起来？如果你是小佳，你会怎么做呢？

第4节　应对幻觉和错觉

一、了解痴呆老人的幻觉和错觉

1. 什么是幻觉

幻觉是指在没有客观刺激作用于相应感官的条件下，而感觉到的一种真实的、生动的知觉。大约25%的痴呆老人在患病过程中会出现幻觉。

幻觉主要分为幻听、幻视、幻触等，最常见的是幻听和幻视。

（1）幻听

幻听是指患者在没有真正的外界声音刺激的情况下，而听到的来自外界的声音。这些声音可能是说话声、讨论声、音乐声、自然界的声音，或者环境中的其他声音。患者有时可能会因为服从来自于幻听的命令，而导致发生危险。

（2）幻视

幻视是指患者在没有真正视觉刺激的情况下，看到一些并不存在的图像。

（3）幻触

幻触是指在没有真正触觉刺激的情况下，患者感到自己被触摸了。这种触摸可能是来自于人类，也可能来自于动物。

2. 什么是错觉

错觉是由于大脑对外部刺激的错误分析而导致的感觉的扭曲。大部分人都会有错觉，而痴呆老人会发生更多的错觉。

3. 幻觉与错觉的区别

幻觉和错觉是两种不一样的症状。

幻觉是在完全没有外界刺激的情况下，大脑仍然感受到刺激。比如，一个人听到有人在叫他，而事实上并没有任何人在叫他，这就是幻觉。

错觉是存在外界刺激，但是大脑对外部刺激的分析错误。比如，一个人听到水流动的声音，但事实上这个声音是马路上车流的声音，这就是错觉。

4. 痴呆老人常见的幻觉与错觉

（1）看见家里有不存在的人，比如，看见有陌生人躲在家里的某个地方，或者看见逝去的亲人。某些老人甚至还会和不存在的人交谈；

（2）看见环境中有可怕的事物；

（3）看见自己在光线下的影子，却以为那里有其他人；

（4）看见身边有动物，比如昆虫、老鼠、蛇，等等；

（5）听见有人在旁边说话，或者有人在议论自己，但实际上旁边并没有人。

5. 影响痴呆老人出现幻觉与错觉的原因

（1）疾病对大脑的影响

痴呆老人发生幻觉或错觉的主要原因之一，是疾病对大脑的影响。

大脑需要某种来自于环境的最低程度的刺激。而痴呆抑制或者破坏了大脑感知和接受外部刺激的能力。这就可能促使大脑根据过去的生活经验、人格因素等，重新构建现实与环境，从而导致了幻觉的产生。

比如，某位老人曾经有过很幸福的婚姻关系。但是，老伴儿过世了，老人就可能出现老伴儿依然陪伴在自己身边的幻觉。

（2）环境因素

某些环境因素会导致痴呆老人出现幻觉或者错觉，比如，墙壁上的图案、暗淡的光线、镜子或窗户的反射、黑暗、阴影、电视或收音机里的声音，等等。

痴呆老人的幻觉或错觉比较容易发生在光线不足的时候，比如黄昏或夜晚。

（3）身体原因

如果老人存在视力和（或）听力的问题，也有可能导致出现幻觉或错觉。

二、护理人员的照护方法

1. 聆听和安慰

当老人发生幻觉或错觉的时候，护理人员要先耐心聆听老人的倾诉，体会老人隐藏在幻觉和错觉背后的真实感受。

如果老人看上去很害怕，护理人员应该安慰和陪伴老人。

如果老人经常"看见"自己心爱的亲人，护理人员可以陪伴老人一起回忆往事。

2. 理解和引导

护理人员要以平静、理解的态度回应老人。比如，把老人的注意力引向音乐、谈话、小食品，或者老人感兴趣的其他活动；带老人去散步，或者换个房间坐坐。在光线充足、有熟悉的人陪伴的地方，可怕的幻觉或错觉往往会消退。

3. 消除环境影响因素

护理人员需要通过观察，了解环境中可能存在哪些容易引起老人幻觉或错觉的因素，并加以改善。比如：

（1）检查环境中是否存在可能会引起幻觉或错觉的噪声，比如电视或空调发出的声音。

（2）检查环境中是否存在容易引起幻觉或错觉的影像，比如，由于阳光在地板、墙壁上形成倒影或扭曲的影像让老人感觉不舒服，那就把窗帘拉起来，遮挡过于强烈的阳光。又如，老人因为看见镜子里的人影而感到害怕，那就用布或贴纸遮住镜子，或者干脆移走镜子。

三、注意事项

当痴呆老人出现幻觉或错觉的时候，护理人员不要试图和老人讲道理，不要强迫老人接受其所看到或听到的东西是不真实的。在老人害怕的时候，不要把老人一个人留在房间里。

第5节 应对跟脚

一、理解痴呆老人的跟脚行为

某些护理人员会发现，他们所照顾着的痴呆老人好像一刻也不能离开他们，从一个房间跟到另一个房间，如影随行。时时刻刻被人跟着，的确是件挺苦恼的事儿，因为这会干扰护理人员做事情。而且，护理人员会感觉自己好像完全丧失了属于自己的时间和空间。

跟脚行为的发生和老人对安全的需要有关。痴呆老人眼中的世界已经变得陌生和混沌，令他们感到不安和恐慌。除了时刻照顾他们的护理人员，老人再也无法找到更好的依靠。

因此，跟脚行为是老人消除恐惧感、让自己感觉平静和安全的一种方式。而且，随着痴呆病情的发展，老人对安全感的需求会越来越强烈，所以跟脚也会变得逐渐频繁。

二、跟脚行为的照护方法

当老人频繁出现跟脚行为的时候，护理人员可以尝试着这样来做：

1. 保持平静的心态

一旦护理人员能够理解到，老人的跟脚行为其实是对护理人员的信任和依赖，护理人员的感觉就会好很多，就能以平静友爱的态度来面对老人。

2. 带给老人安全感

护理人员要帮助老人建立简单、熟悉的生活规律，尽可能地让老人多一点安全感，减少对未知的恐惧。护理人员要善于为老人营造一个安宁的生活环境，不断为老人提供一些安慰的信息。

护理人员可以经常说一些让老人安心的贴心话，比如："我在这儿呢！""您放心吧，我就在您身边！""这儿很安全，您放心！"这些话要简单而重复地说，让老人安心。

3. 利用跟脚做点事

如果老人一直在跟脚，护理人员可以让老人就跟在身旁，请老人帮忙做些力所能及并且乐于做的事情。比如，护理人员收下晾晒好的衣服，可以让老人在一旁叠衣服、叠毛巾；为老人准备饭菜时，可以邀请老人一起择菜、摆碗筷、擦桌子等等。这样的话，老人在跟脚的时候反而做了家务，会觉得自己很有用。

4. 寻找替代对象

随着时间推移，护理人员会发现，某些物品或者活动可以给老人带来安全感，让他们平静下来，并且能够独自呆一段时间。

起替代作用的，可能是某项活动，比如看孙辈可爱的照片、听音乐；可能是某样让老人感觉舒适的物品，比如毛绒玩具或者娃娃。如果毛绒宝宝能给老人带来好感觉，那就让老人抱着吧！

5. 分享好的照护经验

被老人跟脚的护理人员，通常是那些赢得老人信任、喜爱和依赖的护理人员。这样的护理人员能够和老人建立友好的信任关系，能够为老人提供良好的照顾。因此，这些护理人员在护理团队内部分享经验就变得非常重要。只有这样，才能保证自己在轮班或休息的时候，团队的其他同事也能为老人提供品质如一的良好服务。

第6节　情感淡漠的照护

一、痴呆老人的情感淡漠

情感淡漠是痴呆老人最为常见的且最具有挑战性的精神症状之一。这一症状在养老机构生活的痴呆老人中表现得更为明显。

情感淡漠是指情感活动逐渐衰退，内心情感体验贫乏，缺乏做事的主动性和兴趣，人际关系淡漠，对周围发生的事情无动于衷，出现社会性的退缩。

痴呆老人出现情感淡漠的原因比较复杂。通常来说，痴呆老人的情感淡漠与自身生活功能和生活质量的下降、护理环境及护理人员的影响相关。

痴呆老人的某些精神行为症状（比如大声喊叫、咒骂和打人）的确是会给他人带来干扰的。但是，某些精神行为症状却不会影响到他人，情感淡漠就是其中比较典型的一种。正因为情感淡漠不会给他人带来干扰，就更容易被护理人员忽视从而减少直接照顾的时间。而实际上，情感淡漠的老人很可能正处于身体不适、生活质量差或了无生趣的状态，理应获得护理人员更多的照顾和关心。

居家生活的痴呆老人一旦出现情感淡漠，有可能被家庭成员误解为懒惰，导致老人和家庭成员之间的关系以及生活质量出现问题。

二、情感淡漠的照护方法

1. 一旦护理人员观察到自己照顾的老人出现情感淡漠的迹象时，不要忽视这些迹象，而是要及时报告护理主管，由护理团队对老人进行评估，并制订干预方法。

2. 护理人员要多观察老人的生活所需，提供恰当的照顾，弥补其功能缺损，保持其生活品质。

3. 多为老人安排娱乐性的休闲活动或者老人自己喜欢的其他活动，并提供陪护。这些活动要能够给老人带来适当的刺激，给老人带来愉悦。

📌 案例 10-2

彭奶奶是一位很能干的家庭主妇，育有两儿两女。老伴儿过世 1 年后，彭奶奶被诊断出罹患阿尔茨海默病。由于彭奶奶的儿女们都居住在海外或其他城市，大家决定一起出钱，让彭奶奶住进当地最好的养老院。

案例 10-2

彭奶奶的身体状况还不错，只是痴呆已经发展到中度了。彭奶奶的儿女们只要每次有机会回来，都会带很多东西来养老院看望母亲。护理人员告诉他们，彭奶奶是一位很可爱的老人，从来不制造麻烦。

但是，彭奶奶的儿女们在定期访问的时候总能发现，彭奶奶总是独自一人无所事事地坐在她的房间里，之前他们带给她的东西都没被动过。于是，他们向养老院的院长反映这一情况，询问为什么他们的母亲什么都不做，和谁都不说话。他们投诉说，母亲入住养老院以后，日渐消瘦，生活能力也似乎进一步衰退了。他们觉得护理人员好像并不注意她，和其他入住老人相比，彭奶奶得到的照顾和接触要少得多。

院长为此召集一线的护理人员和彭奶奶的儿女们在一起交流。有的护理人员反映说，自己曾经尝试陪彭奶奶去参加手工活动和音乐艺术活动，但是彭奶奶不愿意去。还有一位护理人员反映说，她发现彭奶奶在做简单的房间打扫时看上去兴致勃勃，但因为打扫房间是养老院工作人员的任务，所以彭奶奶也没有什么机会参与房间打扫。

通过交流，院长意识到，一些护理人员对于痴呆照护的知识有限，她们相信是彭奶奶自己选择了让自己孤立起来，而没有意识到，情感淡漠也是痴呆的一种精神行为症状。于是，院方对护理人员进行了相关的培训，并共同开发了针对彭奶奶的新的照护方法。一方面，考虑到彭奶奶依然保留着的家庭主妇的技能，护理人员会鼓励彭奶奶参与一些家务活动，彭奶奶在尝试做这些事情的时候表现得愉悦而自信；另一方面，护理人员让彭奶奶逐件看儿女们送她的礼物，鼓励彭奶奶聊一聊孝顺的孩子，以及那些在她年轻时发生过的很重要的事情。通过和护理人员的交流，彭奶奶的儿女们也对母亲喜欢什么样的礼物或活动有了更多的了解。

采用新的照护方法的一段时间以后，彭奶奶的情感淡漠症状明显地减少，而且和几位直接护理人员都建立起了友爱和谐的关系。

第 7 节 激越行为的照护

一、了解痴呆老人的激越

1. 什么是激越

在患病过程中，大约80%的痴呆老人会出现不同程度的激越。这是十分常见的、会给护理人员带来困扰的行为症状。

痴呆老人的激越是指患病老人明显表现出的紧张、不安、烦躁和易怒。有的老人会过度地坐立不安、到处走动；有的老人会挑剔、争吵或哭喊；有的老人则会撕扯东西或毁坏物品。痴呆老人的激越在某些时候还有可能表现出攻击性。

2. 导致激越的原因

(1) 身体不适

当老人感觉身体不舒服，比如疼痛、饥饿、口渴、便秘、憋尿、疲劳、感染、皮肤瘙痒等等，又苦于无法向护理人员准确描述这些不舒服，在得不到护理人员的理解和帮助时，老人就有可能发生激越。

(2) 环境因素

一旦某件事情破坏了老人的生活常态，让他们感觉更加迷糊和混乱，就有可能引发激越。比如，老人搬到新的住所或者养老机构，没有了原先熟悉的环境，护理人员也更换了，老人无法理解和适应这一新的环境，感觉困惑而恐惧，因此就容易发生激越。

有些老人是因为某些环境因素所引起的幻觉、错觉而诱发了激越。比如，老人看到镜子里的人影，以为是坏人闯进来，害怕和恐惧就容易让老人出现激越。又如，老人听见电视里的枪炮声、打斗声、争吵声，以为这些就发生在身边，从而感到紧张和焦虑，也容易诱发激越。

(3) 护理人员因素

某些护理人员的不当态度、言行，也是造成老人出现激越的原因之一。比如，护理人员和老人沟通不畅，勉强老人去做事，就容易导致老人的激越。某些护理人员缺乏耐心，在护理工作中表现得急躁，让老人感觉不愉快，也容易导致老人的激越甚至攻击。某些护理人员漠视、指责老人，和老人争论、争吵，甚至发生虐待行为，这也会诱发老人的激越和攻击。

二、激越行为的照护方法

1. 识别疼痛或身体不适的迹象

痴呆老人的激越可能是一个信号，表明老人出现疼痛或者身体不适。因此，当老人开始出现激越的表现时，护理人员首先要检查老人是不是因为身体不舒服而导致了激越。比如：

(1) 痴呆老人最为常见的疼痛是来自于关节和骨骼肌肉的疼痛不适。缓解疼痛可以有效地预防激越行为的发生。护理人员观察到的痴呆老人出现的一些特别的言语和肢体表达（比如叹息、愁苦的表情、移动缓慢、姿态僵直，以及被护理的时候四肢蜷缩或喊叫等），都有可能表明老人处于某种疼痛不适中。护理人员需要及时报告主管，由医护人员来评估和治疗痴呆老人潜在的疼痛和不适。

（2）如果老人的脸上出汗或者变得通红，可能意味着老人感觉热了。

（3）如果老人在摇晃或打寒战，可能表示老人感觉冷了。

（4）如果老人在穿衣服的时候发脾气或喊叫，可能是以一种特别的方式告诉护理人员自己被弄痛了。

（5）如果老人使劲抓挠身体的某一部位，可能是感觉到了难以忍受的瘙痒。护理人员需要检查老人是不是有皮疹或者过敏反应。

2. 改善照护方法和环境，降低激越行为的发生

护理人员要以尊重和体贴的方式照顾痴呆老人，要花时间和老人建立良好的关系；要帮助老人建立稳定的生活规律，这有助于稳定老人的情绪；要了解每一位老人都容易出现哪些生活障碍，这样就可以为老人提供及时的帮助，尽可能地减少老人因为生活障碍而导致的激越。

在提供个人护理的时候，护理人员要放慢速度，保持动作的轻柔，并以令人安心的态度，一步一步地告知和引导老人，提供给老人简单的选择机会。采用这种护理方法，虽然从某个护理操作流程上看可能会比直接替代式照顾花费更多的时间，但是从长远看，这将有助于护理团队提高工作成效。更重要的是，这可以让老人生活得更好，也可以让护理人员享受更多的工作成就感。

此外，护理人员要对老人的生活环境进行评估，看看是否存在噪声、强光、杂乱的背景、电视里激烈争吵打斗的画面和声响等刺激因素。护理人员要为老人营造一个安静、简单、舒适的生活环境，降低因环境因素而触发的激越行为。

3. 应对激越行为

（1）倾听、观察，寻找原因

当老人发生激越行为的时候，护理人员要耐心、仔细地倾听老人的表述，观察老人的行为举止，努力理解正在发生的事情，尽可能地寻找引发老人激越的原因。如果是因为身体不适触发了激越，护理人员需尽快报告主管，请医护人员来进行处理；如果是因为某些生活需求未被满足（比如饥饿、口渴或要上厕所），护理人员应及时提供生活或个人护理方面的帮助，以缓解老人的激越。

（2）保持冷静，安慰老人

护理人员要使用平静的话语来安慰老人，比如，"您不开心了么？""我在这儿陪着您好吗？""我会在这儿的，一直等到您好一点儿。"

如果在为老人提供个人照护（比如洗澡）的时候引起了老人的激越，护理人员可以先这样安慰老人："对不起，让您生气啦，我们等一会再洗吧！"

重要的是，先让老人的情绪平静下来。

（3）让老人放松

在老人激越的时候，护理人员要善于转移老人的注意力，可以带老人去一个安静点的地方，陪老人坐坐，倾听老人感受到的麻烦；也可以带老人去参加能让老人放松并且喜欢的活动，比如听听音乐，吃点东西。

某些时候，老人发生激越是由于老人感觉无聊而想找点事情做做。如果是这种情况，护理人员要为老人提供一个释放能量的途径，比如带老人到花园里散散步，或者让老人参与一些家务活动。

（4）必要时就医

一旦老人突然出现比较严重的激越行为并伴有意识混乱，护理人员应该及时带老人去老年精神科进行全面检查和诊断，确定激越的病因、激越的类型，鉴别是否是由于痴呆老人出现谵妄而导致了激越，并采取适当的治疗和干预手段。

第8节　应对攻击行为

一、了解痴呆老人的攻击行为

1. 什么是攻击行为

攻击是痴呆老人可能发生的最具挑战性和破坏性的行为。攻击行为可以体现在言语上，比如呼喝和辱骂；也可以表现为肢体动作，比如拳打脚踢、推搡或使用某种工具击打他人。攻击行为通常被视为一种对护理人员、家庭成员、养老机构的其他入住老人以及整个护理环境的威胁。

2. 攻击行为的触发因素

触发痴呆老人出现攻击行为的原因，包括内在和外在的因素。但特别需要注意的是，攻击行为一定是有对象的，无论是言语还是肢体的攻击，都是以人为对象的。因此，当老人发生攻击行为，尤其是在护理人员提供护理的过程中发生攻击行为，护理人员就需要进行反思，是不是因为自己而触发了老人的攻击。

容易引起老人攻击的护理人员因素包括：

（1）个人护理时缺乏耐心和技巧

在照顾老人的过程中，护理人员和老人之间不可避免地会发生某些私密的接触，比如穿衣、上厕所、洗澡等等。如果护理人员缺乏耐心和技巧，总是想着赶紧完成护理任务，一味地要求老人按照自己的安排被动地接受照顾，就很容易导致老人在个人护理过程中出现抗拒行为。

当老人还没有准备好来接受护理，就有可能会感觉隐私被侵犯，或者人身受到威胁，会本能地采取保护自己的行动，拒绝护理，甚至出现推搡、打人、踢人、咒骂这样的肢体或言语攻击。

（2）沟通和态度问题

某些老人的攻击行为确实是由于护理人员不恰当的沟通触发的。比如，护理人员一口气问了老人很多问题，说了很多话；或者说的话对老人而言太复杂、不容易理解，就会让老人感觉迷糊、沮丧和压力。一旦这些负面感觉冲破了老人的可控范围，就容易触发老人的攻击。

要是护理人员对老人太过苛求，总想纠正老人的错误，不断指责、否定老人，和老人辩论甚至争吵，也会容易导致老人的攻击。而护理人员在护理过程中表现出沮丧、急躁、生气、抱怨、冷漠、厌恶的情绪，甚至出现虐待行为，就容易成为老人反抗及攻击的对象。

3. 理解痴呆老人的攻击行为

护理人员需要牢记的是，痴呆老人的行为就是他们的沟通方式。

当痴呆老人出现肢体攻击行为的时候，实际上就是在告诉护理人员，老人在这个时候是非常不安的。他们可能感受到了痛苦、恐惧、困惑、尴尬、沮丧，或者压力，认为自己在被胁迫或者被攻击。由于他们无法用语言清楚地表达自己的感受，打人、咬人、抓挠、踢人可能就会成为老人保护自己、让自己感到安全并且维护自己尊严的唯一途径。

二、攻击行为的应对方法

1. 降低危险性

当老人出现肢体攻击行为（比如掐人、打人、推搡），护理人员首先要做的就是降低攻击的危险性。很多时候，护理人员只需要退后一步，离老人稍微远一点，就可以避免受到伤害。

2. 平静友好的安抚

当老人出现攻击行为的时候，护理人员要保持平静，用简单友好的语言和行动，温和地安慰老人，让老人感受到护理人员并没有敌意。

如果老人是因为不喜欢被护理人员强迫做某件事情（比如洗澡），而和护理人员发脾气，推搡、击打护理人员，护理人员就要先安抚老人，让老人先做点别的事情。

护理人员可以利用某种轻松的活动来转移老人的注意力。音乐、小食品、按摩或者运动，都有助于平复老人的情绪。

3. 及时上报

如果出现攻击行为的老人难以被安抚下来，护理人员需要及时上报护理主管，让老人能够尽快得到干预。

如果老人被安抚下来，护理人员同样需要记录老人所出现的行为表现，以及自己采用了什么方法安抚了老人。这有助于在整个护理团队之间进行分享，以采取有效的、一致性的方法来照顾有攻击行为的老人。

4. 寻找触发攻击行为的原因

护理人员要寻找引发老人攻击行为的直接原因，回想一下刚才到底发生了什么事情可能诱发了老人的攻击。除去老人身体不适和情绪问题以外，护理人员要多观察是周围环境中的什么人、什么事刺激到了老人，也要多审视自己的行为中是否有做得不到位的地方诱发了老人的攻击。

只要护理人员能够发现触发老人攻击行为的因素，就可以从源头加以改善，在以后的照护工作中尽可能地减少老人的攻击行为。

5. 调整护理方法

护理人员需要留意自己的护理操作是如何影响痴呆老人的。很多护理操作对于正常老人来说是不会有什么问题的，但是，对于痴呆老人来说，他们的感受就会不同。比如，护理人员要帮一位女性痴呆老人洗澡，在帮她脱衣服的时候可能会遭到她的击打，因为老人认为护理人员正在侵犯她。因此，护理人员在采取任何护理操作前，必须先和老人建立起友好的交流，而且提前告诉老人自己下一步要做什么，以避免老人的抗拒和攻击，同时保障护理人员自身的安全。

6. 不要将攻击行为个人化

遇到老人攻击行为的时候，护理人员不要生气或者不安，无须将攻击行为个人化。因为老人的攻击行为在某些时候并不一定是针对某个人的，而是对其所感知到的、来自外部威胁的某种反应。

比如，在某位老人身处幽暗的灯光下的时候，护理人员突然出现去和老人说话，就有可能遭到老人的击打。要是老人打了一两下后并没有继续追打护理人员，那就说明这次的攻击行为只是老人受到惊吓后的某种反应，而不是针对护理人员个人的攻击。

三、应对攻击行为的注意事项

面对攻击行为的时候，护理人员不要生老人的气，不要指责老人，不要对着老人指指点点，或者斥责、打骂老人。

在老人情绪不好的时候，护理人员不要靠老人太近，不要吓唬老人，不要让老人感觉受到威胁。

除非情况非常严重，避免使用武力控制老人，避免对老人施加约束或滥用药物。

第 9 节　游荡行为的照护

一、了解游荡行为的原因

痴呆老人到处游荡，因而迷路、走失的现象是很常见的。事实上，60% 左右的痴呆老人都会发生游荡，很多老人还会反复出现这种情况。某些老人再也没能找到回家的路。

和很多其他的行为症状一样，痴呆老人的游荡也有隐藏在背后的原因，包括：

1. 环境刺激

当老人身处吵闹或拥挤的环境中，感觉到不舒服，想离开这个嘈杂的环境，就容易发生游荡。

如果老人到了一个新的环境（如不同的城市或住所），见到不认识的人，感觉陌生、无所适从甚至害怕，因而想离开这个地方，回到让自己感觉熟悉和安全的地方，也容易发生游荡。

此外，某些老人仅仅是因为看到了门或者某个出口，想出去看看，于是就出门游荡了。

2. 身体需求

某些游荡行为是老人身体需求的表达方式。比如，老人需要食物、饮水、上厕所或锻炼身体，因而外出去满足自己的需求。特别是某些额颞叶痴呆的老人，会整天不停地走动，对游荡有很大的需求。

有些老人是需要更多的身体刺激（如呼吸新鲜空气，感受阳光，观看和触摸花草树木），因而也有外出游荡的需要。

而有些老人则是因为疼痛、尿失禁、便秘、感染或药物作用，感觉身体很不舒服，甚而引起意识混乱、焦躁，想离开当下所处的环境，就有可能发生外出游荡的情况。

3. 心理需求

痴呆老人的心理需求也是导致其外出游荡的主要原因之一。

有些老人是因为无聊、孤立或者精神压抑而离家出走。

有些老人是为了寻找认同感和安全感而外出，比如，想找邻居或好朋友说话，想去居委会或派出所寻求保护，等等。

此外，有些痴呆老人的游荡是有目的和有目标的，是老人寻找、维持和实现"自我价值"的方式，是老人让自己生命还能有点意义的努力。比如：

（1）以健康为目的的游荡

某些痴呆老人是以健康为目的而外出的。比如，出去散步、锻炼身体；去医院拿药，即使拿药事实上并不需要老人自己去完成；去外面找吃的东西，哪怕家里有充足的食物储备。

（2）以责任为目的的游荡

某些老人是以家庭责任和义务为目的而外出的。比如，去单位拿工资，去医院照顾老伴儿，去学校接孩子，等等。

（3）以贡献为目的的游荡

某些老人不愿意被轻视、不想让人觉得自己老而无用，抱着为社会做贡献的目的而外出。比如，去单位上班，哪怕老人已经退休很多年，根本不用上班了；参加社会活动，哪怕社会活动是老人自己臆想出来的，等等。

（4）寻找被爱和被尊敬的生活

某些老人是为了寻找被爱、被尊敬和被感谢的生活而外出的。最典型的表现就是，老人不愿意生活在总被人忽视、提醒、纠错，甚至训斥和嫌弃的地方，想回到小时候被养育的家，找到爱护自己的亲人。

二、游荡的益处和风险

适度的游荡，对老人其实是有很多好处的，比如，满足老人身体、心理及社交的需要，有助于老人保持身体活动的能力，改善老人的情绪，等等。

但是，游荡也同时存在着相应的风险。由于痴呆老人的认知功能已经受损，在记忆力、判断力、定向能力等方面都存在障碍，很容易导致老人在外出游荡后迷路，甚至走失。在走失期间，老人有可能发生受伤、脱水、饥饿、过度疲劳、激越等情况，甚至可能会有生命危险。

在日常照护中，护理人员需要陪护老人进行安全的游荡，而不能限制老人行动的意愿。同时，护理人员要防范老人有危险的游荡（如进入有危险的区域），更要防范老人的走失。

三、游荡的照护方法

1. 满足老人的需求，支持有益处的游荡

在日常生活中，护理人员要确保满足老人的基本生活需求，比如吃饭、喝水、如厕和休息等等，不要让老人因为这些原因而外出游荡。

外出晒太阳、散步、锻炼身体等都是很有益处的游荡。护理人员可以选择老人熟悉或者

适合老人活动的区域，陪护老人散步和锻炼。

如果老人喜欢在房间里走路，护理人员可以在室内收拾出来一个通道，挪走容易挡住道路或者可能绊倒老人的小件物品，让老人在室内多走动。

此外，护理人员可以根据老人的身体情况和活动偏好，引导老人参与喜欢的家务活动、锻炼及兴趣活动，避免老人整日无所事事，降低老人游荡的概率。

2. 接受和肯定老人的感受

护理人员要理解，痴呆老人游荡行为的背后是有着特定的目的或者未完成的心愿的。护理人员要善于洞察老人藏在游荡背后的目的和心愿，并且接受、体谅老人的心理感受。就算老人的目的和心愿听上去很荒诞，护理人员也不要去指责和纠正。

很多时候，护理人员对老人的耐心和认同可以给他们带来宝贵的安全感。在陪伴老人游荡的过程中，护理人员还可以协助老人"实现"老人的目的或愿望。

每位痴呆老人都很独特，护理人员需要在工作中多多实践，去发现每位老人的特定需求。而"接受"和"肯定"是恰当应对痴呆老人很多行为症状的关键所在。

📌 案例 10-3

卢爷爷和老伴儿在一起生活了很多年。老伴儿善于操持家务，把卢爷爷照顾得很好。几年前老伴儿因癌症去世，卢爷爷被儿子接回家里照顾。

卢爷爷过去在家里什么都不用做，但现在老伴儿不在了，儿子儿媳无法像妈妈那样照顾爸爸。卢爷爷逐渐出现了痴呆症状。他变得健忘，不能理解老伴儿已经过世，认为老伴儿还在住院，因此不分昼夜地想外出，去照顾住院的老伴儿。如果儿子儿媳拦着不让走，卢爷爷就会着急，甚至有几次要动手打人。这种情况愈演愈烈，儿子儿媳不得已把卢爷爷送入了养老院。入院以后，卢爷爷依然认定老伴儿在医院等自己，自己一定要去照顾她，所以总想出门。

养老院的护理团队专门针对卢爷爷的这种情况制订了干预计划。每当卢爷爷想出门，护理人员不会阻拦他，而是会很温和地答应他"好的，我陪您一起去。"之后，护理人员就带卢爷爷外出遛弯，并且一边走，一边请卢爷爷讲讲老伴儿的故事。好几次，在遛弯途中，卢爷爷就已经忘了外出的目的，心情逐渐平静，和护理人员也建立起了信任关系。

两个月以后，当护理人员问卢爷爷"要不要去医院照顾奶奶呢？"卢爷爷终于说："她已经过世了。"卢爷爷照顾家人的感受已经得到满足，因而也想起并接受了老伴儿已经过世的事实。

四、防范走失的方法

1. 外出前做好准备

护理人员带老人出门时，可以让老人随身携带一个身份识别牌，注明老人的姓名和紧急联系电话，以便万一老人走失，好心的路人能及时了解情况，尽快与护理人员取得联系，送老人回家或回到养老机构。

此外，护理人员还可以让老人佩戴具备 GPS 定位功能的手表或其他装置。万一老人走失，护理人员可以请服务供应商定位找出老人的大概位置，以缩小搜救范围。

2. 外出期间随时陪伴

痴呆老人出门时，一定要有家庭照护者或护理人员陪同。老人出门常去的地方往往是公园、车站、餐厅、医院等公共场所。这些地方往往人多拥挤，而且有多个出入口，陪同人员务必紧握老人的手，以免走散。

需要特别注意的是，公共厕所是一个容易被忽略、但极易发生老人走失的场所。

常见的公厕意外走失情况主要是由于陪同人员和老人性别不同，无法同时进入同一厕所。老人首先出来后看不到陪同人员，心里着急，开始四处寻找，以至走失；或者，公厕有两个以上的出口，老人从这个门进去，但是从另一个门出来，因为找不到陪同人员而走失。

因此，如果在外出时遇到要上厕所的情况，陪同人员要先观察清楚公厕的出入口情况，最好陪同老人一起进厕所。实在不行，陪同人员也要请别人帮忙暂时看护一下老人，最大程度减少走失的可能。

第 10 节　其他行为症状的照护

一、乞求和哭喊

某些痴呆老人会整天多次重复地乞求或哭喊"救救我，救救我"或"我想回家，我要回家"。

护理人员需要换位思考，想一想痴呆老人这样的行为到底意味着什么。一个着急赶回家的人，很可能是因为他感到了威胁或恐惧，想尽快回到一个能让自己觉得安全和舒适的地方。因此，在痴呆老人乞求要回家的时候，通常就是在告诉护理人员，他们希望能感受到安全，并且希望得到安慰。

护理人员可以采取的照护方法包括：

1．检查老人是否有疼痛和不适的迹象。只要痴呆老人出现不同寻常的乞求哭喊，检查疼痛和不适就应该是护理人员采取的第一个行动。必要时，需立即报告主管，请医护人员前来检查。

2．给予老人安慰和信心。护理人员可以轻握老人的手，轻拍老人的后背，用温和的语气说一些简单的安慰的话，让老人知道有人正在耐心而友善地倾听自己的表达。这会让老人感觉好很多。

3．不要忽略老人。即使老人有时候会重复乞求或哭喊，护理人员每次都必须同样安慰老人。某些护理人员在痴呆老人多次重复以后就不再回应了，这会让老人感到沮丧、孤独或害怕。护理人员可以和老人说说话，或者轻轻哼首歌。这些都能够给老人带来安全和舒适的感觉。

二、当众脱衣服

某些痴呆老人会不分时间场合地当众脱掉衣裤。触发这一行为的原因可能包括：

1．衣服穿得太多，老人觉得热。

2．老人感觉不舒服。

3．老人想大小便了。

由于记忆力、判断力以及行为控制能力的下降，痴呆老人可能不再能够意识到当众脱衣是一件不礼貌或者令人尴尬的事情。

护理人员可以尝试采用的照护方法包括：

1．给老人穿着适合季节的、简单而舒服的衣物。

2．一旦老人出现想要当众脱衣裤的迹象，护理人员可以温和地询问老人是不是觉得太热或者不舒服，然后引导老人回到房间或者去一个可以独处的地方，帮助老人脱去多余的衣物。

3．如果老人是想大小便了，护理人员可以带老人尽快去卫生间，协助老人及时完成排泄。

三、当众大小便

某些老人在外出的时候突然有了便意，又一下子找不到厕所，或者即便有厕所，老人也没有意识到要进去以后才能排便，因此，老人就有可能当众大小便。

为了预防这种情况的发生，护理人员可以采取下述方法：

1．在外出前，先协助老人排空尿便。

2．在外出时，一旦观察到老人开始摸索自己的衣服、并且因为有急切的尿意或便意而开始变得轻度激越时，护理人员可以温和地引导老人尽快到公共厕所排便。

3．如果老人已经出现偶尔会失禁的情况，那么在外出时可以先给老人穿上一次性内裤。

即使老人在护理人员没有留意的时候已经当众大小便了，护理人员不要责备老人，要尽快地为老人擦拭干净并穿上裤子。此外，护理人员要礼貌地向周围的人进行简单的解释和致歉，请大家不要围观，尽快将老人带离现场。

四、脱抑制行为

脱抑制是指个人行为的内部约束机制被解除的状态。痴呆老人的脱抑制行为主要表现在控制冲动的能力降低。患病老人很可能忘记一直恪守的道德和行为规范，有时无法控制和审视自己的言行，行为举止异于常人，不遵守社会普遍认同的行为规范。

护理团队的每一位成员都应该了解脱抑制行为的原因——由于大脑特定部位（主要是额叶）受损，导致痴呆老人失去对本能的控制能力；再加上记忆力和判断力受损，老人会忘记道德规范而且无法判断什么行为已经冒犯了他人。这是痴呆老人在疾病发展过程中可能会出现的行为症状。护理人员首先要理解的是这类行为是由疾病而引起的，不能从道德层面去评判或责备痴呆老人，也不要生气或者嘲笑、辱骂老人。

罹患额颞叶痴呆的老人脱抑制行为症状比较突出，阿尔茨海默病的老人在疾病的中晚期也会出现明显的脱抑制行为。由于这些行为具有反社会道德和行为规范的特点，因此，无论对家庭照护者还是对护理人员来说，都是更难应对的。

1．性失控

性失控是指与性相关的脱抑制行为，是痴呆老人的脱抑制行为中最具挑战性的。

性失控的常见表现包括：有些老人会当众暴露性器官或自慰，有些老人会和配偶以外的异性发生言语或行为上的亲昵。在家庭或养老机构里有可能会发生这样的情况——女性护理人员在为男性痴呆老人提供照护的时候，遇到对方口头或身体上的性要求。如果护理人员没有接受过相关的教育与培训，很可能会对痴呆老人的这类行为感到震惊或厌恶，造成过度反应。

当老人出现性失控的行为时，护理人员需要找到触发这一行为的外界因素，尽量从源头加以改善；同时学习和掌握即时应对这类行为的策略和方法，尽快将老人的注意力转移到其他活动上去。

一旦患病老人的性失控发展到有可能危及他人人身安全的程度时，就需要精神科医师的介入。

2．脏话、侮辱和威胁

正常的大脑能确保一个人在思想和语言表达之间有一个过滤器，来选择什么是该说的，什么是不该说的。但是，由于受到疾病的影响，痴呆老人最终会失去这种控制能力。

　　在疾病的早期，某些痴呆老人就已经开始发生个性的改变。随着病情的发展，这些改变可能会表现得愈发显著，比如说脏话、发表侮辱性的言论，或者威胁他人。这常常会令老人的亲朋好友感到困惑和悲哀。如果老人生活在养老机构，这样的行为也容易遭致其他入住老人和护理人员的反感，最终导致老人被歧视或孤立。

　　当老人出现不当言语的时候，护理人员一定要记住，是疾病造成了这些症状，并非老人有意为之。某些时候，老人讲难听话可能是标志着老人因为什么事情或什么人而感到困扰、烦心或恐惧。因此，无论老人出现了什么样的不恰当的言语，护理人员都需要尽量去找到触发的原因，以及可行的解决方法。

　　当护理人员遇到老人的不当言语时，首先要保持冷静，不要往心里去。护理人员要记住这是疾病导致了老人的举止言行异常，要想办法尽快和这样的老人建立起有效的交流，而不是躲避、忽略，甚至厌恶。

　　护理人员要理解的是，太多的外界刺激（比如噪声、争论、纠错、超过老人能力的活动等）可能会压倒痴呆老人，让他们无法控制地讲出难听话来。一旦遇到老人出现这样的问题，护理人员要尝试引导老人到一个平静的环境，倾听他们遇到的麻烦，并予以安慰。如果痴呆老人的不当言语影响甚至干扰到了其他人，护理人员要尽快把老人带离现场。

　　此外，护理人员可以和熟悉老人的家庭成员进行交流，更多地了解老人，看看在老人过去的生活经历中有哪些特定的人或事件曾经给老人造成过强烈的不愉快甚至痛苦，以至于成为容易触发老人激烈的言语攻击的导火索。

小结

　　1. 痴呆老人的行为和精神症状会表现得多样化，如重复、错认、妄想、猜疑、幻觉、游荡、情感淡漠、激越、攻击、脱抑制行为，等等。

　　2. 护理人员在老人出现行为和精神症状时要保持冷静，并理解老人的行为是他们特有的表达方式。要尽可能去洞察老人行为背后所隐藏的感受，并给予老人恰当的照顾和支持。

　　3. 一线护理人员在老人出现行为和精神症状后要及时上报，因为某些行为和精神症状是因为老人的身体不适所引起的，需要医护人员的及时评估和干预；某些比较严重的行为和精神症状则需要精神科医师的介入。

思考与练习题

1. 如果你所照顾的老人认不出你是谁，或者叫错你的名字，你将如何应对？

2. 当痴呆老人出现妄想和猜疑的时候，为什么不能和他们讲道理或争辩？

3. 如何照顾出现幻觉或错觉的老人？

4. 如何照顾有情感淡漠症状的痴呆老人？

5. 如何通过改善护理方法和环境，来降低激越行为的发生？

6. 容易引起痴呆老人攻击行为的护理人员因素都有哪些？

7. 如何应对痴呆老人的攻击行为？

8. 痴呆老人为什么会游荡？游荡的益处和风险分别是什么？

9. 如何防范痴呆老人走失？

10. 如果痴呆老人总是骂脏话怎么办？

第11章
晚期照护

学习目标

➢ 熟悉晚期阶段的病症特点

➢ 掌握为晚期痴呆老人提供个人护理的方法

➢ 掌握识别疼痛迹象的方法

➢ 掌握为晚期痴呆老人提供情感和心理支持的方法

痴呆的晚期阶段大约要持续一到三年的时间，有的还会更长。晚期阶段的痴呆老人将完全依赖于护理人员和家庭照护者的照顾。

在这一阶段，护理团队最为重要的工作任务是为老人提供个人基础护理、观察老人是否有疼痛和不适，以及提供情感和精神上的支持。

第 1 节 晚 期 阶 段 的 病 症 特 点

晚期痴呆老人记忆已基本丧失。他们不认得自己的至亲，不认得每天照顾自己的人，也不知道自己是谁。他们无法理解自己所看到的一切，对周围发生的事情几乎失去所有的兴趣。

这一阶段的老人已经完全失去讲话的能力。即使有人和老人讲话，老人也只能看着说话人的脸，却无法用语言回应。而某些老人则会一直含混不清地呢喃重复某些声音，但很难让人明白是什么意思。

在这一阶段，老人已基本丧失运动功能。他们无法独立行走或站立，大部分的时间需要卧床，或者背靠枕头坐着。最后则会终日卧床不起。他们会出现关节僵硬、肌肉萎缩和痉挛的情况。他们的皮肤容易受损，容易出现压疮。这一阶段他们的大小便已完全失禁。他们无法独立吃饭，需要他人喂食；但有时会忘记要张口，甚至忘记如何咀嚼或吞咽。因误吸食物引起的呛咳和窒息的频率也会增加。他们的进食量会持续减少，衰老状态（如营养不良、脱水、贫血等）长期得不到改善。他们罹患的其他慢性疾病会不断恶化，还有可能会新增并发症，如肺炎、心力衰竭、脑卒中等。

这一阶段的痴呆老人依然会出现一些行为和精神症状，比如叫喊、哭泣、摇晃床栏杆、烦躁不安、昼夜颠倒、拒绝进食，等等。有的症状表示老人出现了身体上的疼痛或不适，有的症状则表示老人已经进入了临终阶段。

第 2 节　个人护理

进入晚期的痴呆老人将丧失几乎全部的生活能力，完全依赖于护理人员的照顾。因此，护理人员需要为老人提供良好的个人护理，在老人的生活功能方面多多用心。

随着疾病的恶化，晚期痴呆老人已经无法做出决定或表达他们的想法。但是，这一阶段的老人依然会通过他们的行为（如面部表情和肢体运动）进行非言语的交流，来表达他们对外界刺激的反应，包括他们对于护理的反应。

因此，护理人员要能够洞察老人的行为表达，在提供护理之前，先使用老人能理解的方法进行沟通（如轻柔的抚摸、温和的眼神交流、微笑以及欢快的声音），然后再进入护理操作流程。

一、口腔护理

晚期痴呆老人无法自行完成清洁口腔的任务。不过，在这一阶段，护理人员仍然要保持老人口腔和牙齿的清洁。这将有助于减少口腔中导致感染的细菌，防止口腔溃疡，避免口腔内病灶的形成。

护理人员可以采取如下口腔护理方法：

1. 在老人清晨醒来时和每餐之后，都要为他们清洁口腔。

2. 如果老人已经出现吞咽困难或呛咳的情况，那么，在为老人清洁口腔的时候就不要再采用漱口的方式，避免老人误吸而导致肺炎或感染。护理人员可使用棉棒或纱布来帮助老人擦拭清洁口腔。其操作方式可详见国家职业资格培训教程《养老护理员（初级）》的相关内容。

3．护理人员要特别注意的是，由于认知能力和控制肌肉运动的功能衰退，痴呆老人可能无法按照护理人员的语言指导来张口或咬合牙齿。因此，护理人员需要根据每位老人的不同情况，先和老人建立起交流，营造一个令人放松的氛围，然后以轻柔的动作来直接提供护理，并且在护理过程中随时留意老人的反应。

4．在为老人清洁口腔之前，护理人员首先要查看老人的口腔是否有破损。清洁口腔的动作要轻柔，不要对老人造成伤害。

5．如果老人无法张开嘴来配合清洁，护理人员可以用无菌纱布包好压舌板，把老人的上下牙齿撑开，然后用洁牙棒进行清洁。

6．如果老人的舌苔很厚，护理人员可以用洁牙棒沾水清洁。

7．从舒适角度考虑，晚期痴呆老人可无需再佩戴假牙。

8．在清洁口腔后，护理人员可以在老人的唇部涂上滋润唇膏，保持湿润。

二、安全饮食

在晚期阶段，痴呆老人对于吃饭或喝水已经没有什么概念了，而且通常会出现咀嚼和吞咽困难，进而引发营养不良、脱水、电解质不平衡、体重下降、容易感染等一系列的身体问题。护理人员需要帮助老人安全饮食，维持营养摄入。

护理人员可以采取这样的照护方法：

1．为老人营造一个安静的就餐环境。

2．为老人准备适口和松软的食物。可将食物切成小块，煮软，方便老人进食。

3．把食物打碎后加入琼脂、鱼胶粉等凝固剂，将食物变成泥状，以便于吞咽。

4．在果汁或汤中加入适量淀粉进行勾芡，让汤汁浓一些，方便老人喝下去，并防止呛咳。如果老人有糖尿病，护理团队需观察老人的血糖水平，控制糖类（包括果糖和淀粉）的摄入量。

5．给老人喂饭前，先让老人保持 60 ~ 90 度的坐姿，确保老人在进餐时身体是舒适的。进餐后的半小时内依然需要让老人保持坐姿，以免食物逆流影响消化。

6．留给老人充足的时间吃饭。

7．每次喂食一小口，方便老人咀嚼和吞咽。在喂下一口之前，先检查老人是否已经咽下了食物。

8．一旦老人发生咳嗽，需要停止喂食，让老人至少休息半小时后再行尝试。如果老人呛咳得很厉害，护理人员需要立即报告主管，请医护人员前来干预。

9．如果老人将食物含在口中久久不吞下，可以轻触老人的嘴角或下颚，帮助老人咀嚼和吞咽；如果老人依然不能吞咽，则需要将食物从老人口内挖出，待老人清醒程度比较好、或因饥饿有较强进食意愿的时候再喂食。

10. 如果老人因吞咽处理无效而造成营养水分摄入严重不足，在符合老人的事先意愿或家庭成员要求的情况下，可采取鼻饲或静脉输液的方式来供给营养。护理团队中的医护人员需要与家庭成员沟通，详细告知为晚期痴呆老人进行鼻饲或静脉输液所存在的风险。

三、皮肤护理

晚期痴呆老人的皮肤会失去弹性，容易被擦伤。此外，由于长时间卧床，老人身体的局部容易形成压疮。

压疮是因为身体局部受到持久的物理性压力，因而容易导致血液循环不畅，局部持续的缺血、缺氧或营养不良，致使该处组织溃烂甚至坏死。压疮最容易发生在骨骼凸出的部位，如骶尾部、坐骨结节、股骨大转子和足根部等。一旦老人的身体出现压疮，就会令老人感觉不适，并且还伴有引起感染的危险。

护理人员可采取以下方法为老人提供皮肤护理：

1. 每天为老人轻轻擦拭或清洗身体，保持皮肤洁净，增强皮肤的抵抗力，让老人感觉舒适。

2. 擦拭或清洗的时候，要注意检查老人的皮肤是否有擦伤或触痛感。

3. 注意皮肤保湿，在擦洗后为老人涂上润肤露或凡士林。

4. 使用干净的床单、枕套和被套，来保护老人的皮肤。

5. 随时留意老人的衣服、被单、一次性内裤或尿布垫是否干爽，以免让老人的皮肤处于潮湿污秽中，造成损伤。

6. 定时查看老人的衣服、被单、尿布垫等是不是平整。

7. 每隔两小时为老人翻身一次，缓解身体某个部位的压力。翻身时，护理人员可轻轻拍打或按摩皮肤骨突受压面，促进血液循环。

8. 定期检查老人是否出现压疮。观察老人的脚跟、臀部、肩膀、背部及肘部是否有红肿或溃疡。如果发现有压疮，需立即报告主管，请医护人员及时治疗。

四、骨骼和关节护理

晚期痴呆老人的骨骼、关节会变得很脆弱，可能会出现肘部、膝盖、臀部和下身的疼痛，而且容易受伤。一直卧床的老人还会出现关节僵硬的情况。护理人员需要保护好老人的骨骼，维持关节的活动度，让他们感觉舒适。

1. 使用垫子保护关节部位，包括肘关节、膝关节和髋关节。

2．在关节部位轻轻涂抹润肤液或凡士林。

3．让老人保持关节的活动。护理人员可以慢慢地、小心地移动老人的胳膊和腿，从手、肩到腿、脚，每个可以活动的关节都可以做。关节活动最好是每天的上下午各做一次，每个关节活动 3 ~ 5 次。

4．关节活动前，可用热毛巾或热敷垫来热敷各个关节，让肌肉放松。

5．做关节活动的时候，一旦感觉遇到阻力，切忌强行让老人的关节弯曲或拉伸，以免造成骨折或伤害。每个关节都应采取渐进的方法增加活动的角度。

五、排泄护理

晚期痴呆老人会出现大小便失禁、泌尿系统感染、便秘或腹泻的情况。护理人员可以提供的护理工作包括：

1．使用一次性内裤，并确保其尺寸合适，黏贴松紧合宜。当老人卧床时，护理人员可以解开内裤，以便老人的皮肤可以通风。

2．在床垫上铺好尿布垫，可以防止弄脏或弄湿床单及床垫。

3．根据老人的排泄规律，每隔一段时间进行一次检查，尽可能地保证老人身体的洁净。一旦发现一次性内裤、尿布垫、衣服或床单有尿便，应立即更换，并清洗老人的会阴及周围皮肤，擦干后在皮肤上涂些润肤露或凡士林。

4．对于仍然保持一定身体行动能力的晚期痴呆老人，护理人员应鼓励和帮助老人适时如厕。其护理方法详见本教程第 7 章排泄管理内容中的"帮助失禁老人如厕"部分。

5．护理人员需要监控老人的大小便情况。如果老人出现便秘、腹泻、尿量减少、超过 6 小时未解尿、尿频、尿液颜色改变、排尿便时发出呻吟哼叫、发烧等不正常的情况，应及时上报主管，由医护人员提供治疗。

第 3 节　疼 痛 管 理

疼痛是身体、情感和精神上的令人不快的体验，在痴呆老人中很常见。

痴呆老人由于逐渐失去了用语言描述疼痛和不适的能力，他们更多地会以非语言的方式来进行表达。一旦得不到护理人员的关注、理解和帮助，痴呆老人的痛苦感就会加重。因此，疼痛管理一直是痴呆专业照护、尤其是晚期照护中的重要内容。护理人员需要对老人潜在的疼痛和不适进行及时的观察、识别和确认，以便让老人能够及时地得到治疗和更好的护理，避免继发性问题的发生。

一、疼痛的识别和评估

老人的直接护理人员通常可能是第一个注意到疼痛和不适迹象的人。因此，一线护理人员需要掌握识别和评估疼痛迹象的方法。下面的量表（表11-1）可帮助护理团队以客观方式记录症状和体征，进而确定终末期痴呆老人是否有疼痛问题，并且衡量其疼痛强度。这个量表总共包含五个项目的观察工具。总分为0～10分（5个项目均为0～2分），分数越高表示疼痛越严重（0＝"无疼痛"至10＝"重度疼痛"）。

表 11-1　晚期痴呆疼痛评估量表（PAINAD）

项目		分数			
		0分	1分	2分	计分
1	不考虑发声的呼吸情况	正常	偶见强力呼吸 短时间换气过度	大声强力呼吸 长时间换气过度 潮式呼吸	
2	令人不快的发声	无	偶见呜咽或呻吟 令人不快或不满的低声言语	反复难受地叫喊 大声呜咽或呻吟 哭泣	
3	面部表情	微笑 无表情	悲伤 恐惧 皱眉	面部扭曲	
4	肢体语言	放松	紧张 痛苦 踱步 做鬼脸	僵直 握拳 蜷膝 推搡 击打	
5	可安抚	不需要安抚	可安抚、分散其注意力或提供安慰	无法安抚、分散其注意力或提供安慰	
	总分				

附：量表名词释义

呼吸

◇ 正常呼吸：典型特征是不用力、安静、有节律（平静）地呼吸。

◇ 偶见强力呼吸：典型特征是阵发刺耳、困难或有摩擦感的呼吸。

◇ 短时间换气过度：典型特征是间断性出现持续一小段时间的深、快呼吸。

◇ 大声强力呼吸：典型特征是吸气或呼气时有令人不快的声音。可能很大声、咕噜声或哮鸣音。听起来费力或有摩擦感。

◇ 长时间换气过度：典型特征是持续相当长时间的过快、过深呼吸。

◇ 潮式呼吸：典型特征是出现有节律的涨潮和退潮（从非常深的呼吸至浅呼吸），且有间断性呼吸暂停（呼吸停止）。

令人不快的发声

◇ 无：典型特征是讲话或发声为中性或令人愉快。

◇ 偶见呜咽或呻吟：典型特征是发生悲哀或嗡嗡声、哀鸣或悲叹。呻吟的典型特征是声音比平常口齿不清的不自主出声要大，通常突然发生和停止。

◇ 令人不快或不满的低声言语：典型特征是采用抱怨、讽刺或苛责性语调低声咕哝、呢喃、哀鸣、抱怨或咒骂。

◇ 反复不安地大声叫喊：典型特征是采用焦虑、不安或紧张的语调一次次喊出相同词组或词语。

◇ 大声呜咽或呻吟：典型特征是以远高于平常的音调发生悲哀或嗡嗡声、哀鸣或悲叹。大声呻吟的典型特征是声音比平常口齿不清的不自主出声要大，通常突然发生和停止。

◇ 哭泣：典型特征是表达情绪的同时流下眼泪。可能表现为啜泣或小声哭泣。

面部表情

◇ 微笑：典型特征是嘴角上扬，眼睛明亮，高兴或满足表情。无表情指的是中立、轻松、松弛或空白表情。

◇ 悲伤：典型特征是不高兴、孤独、伤心或居丧的表情。可能眼睛含泪。

◇ 恐惧：典型特征是看起来害怕、警觉或高度焦虑。眼睛大睁。

肢体语言

◇ 放松：典型特征是平静、安静、温和。整个人看起来很轻松。

◇ 紧张：典型特征是不自然、忧虑或担心表情。可能牙关紧闭（排除挛缩）。

◇ 紧张踱步：典型特征是行动烦躁不安。可能存在恐惧、担心或不安因素。速度可能较快或较慢。

◇ 烦躁：典型特征是行动不安。可能在椅子上不停扭动或晃动。人可能拉着椅子在屋内走。可能见到反复触摸、拉扯或摩擦某些身体部位。

◇ 僵直：典型特征是身体僵硬。手臂和（或）腿绷紧，不能弯曲。躯干挺直，不能弯曲（排除挛缩）。

◇ 握拳：典型特征是双手握紧。可能出现反复张开、握起的动作，也可能紧紧握拳。

◇ 蜷膝：典型特征是腿部屈起，将膝盖拉到胸部。总体感觉烦躁不安（排除挛缩）。

◇ 推拉：典型特征是拒绝别人接近或照顾。试图通过拉开自己，推开别人的方式进行逃离。

◇ 出击：典型特征是打、踢、抓、捶、咬或其他形式的人身攻击。

可安抚

◇ 不需要安抚：典型特征是感觉安宁。看起来很满足。

◇ 可安抚、分散其注意力或提供安慰：典型特征是向患者讲话或触摸患者时可中断其行为。交流期间行为停止，完全没有很紧张的迹象。

◇ 无法安抚、分散其注意力或提供安慰：典型特征是无法用语言或动作安慰患者或停止其行为。任何的安抚、语言或动作都不能使对方行为有所缓和。

二、疼痛的护理

护理人员一旦发现痴呆老人出现疼痛的体征迹象，需要及时上报护理主管。当痴呆老人处于疼痛之中时，应当由有资质的医护人员对疼痛进行有效处理。缓解痴呆老人的疼痛不仅可以减轻老人的身体不适，而且可以改善功能、情绪、食欲、睡眠等整体的生活质量。

痴呆老人的疼痛管理（包括评估、诊断、治疗和照护）应尽量采用跨专业合作的方法。多学科的专业人员（包括医生、护士、心理咨询师、社工以及治疗师）可以联合起来协调工作，制订适宜的药物及非药物的治疗方案。

护理人员在日常照护中可以采取这样的工作方法：

1. 预防是首要工作

比如，为痴呆老人提供日常生活照护的时候，护理人员需要采取必要措施，预防老人出现感染、压疮和皮肤撕裂的情况，并采取轻柔的护理操作手法，避免老人因上述原因出现疼痛。

2. 骨骼和关节疼痛是造成痴呆老人不适的常见原因

护理人员要避免老人长时间保持一个姿势，在移动老人或帮助老人活动关节的时候也要十分小心，避免造成老人痛苦。

3. 协助老人服药

按照医嘱协助老人服用躯体疾病的治疗药物及缓解疼痛的药物，可以预防疼痛的发生。

4. 了解疼痛的原因及迹象

了解老人常见的疼痛原因和迹象，以便在观察到老人出现疼痛的迹象时，能够及时地回应。

5. 非药物疗法

在慢性疼痛发生的时候，非药物疗法通常是有帮助的。比如，护理人员可以帮助老人放松，进行适量的身体活动，湿热敷，以及改变一下身体的位置。

第4节　行为症状的识别和照护

痴呆老人在晚期阶段所发生的行为变化可能意味着老人正在承受着某种痛苦。因此，查清楚导致行为改变的原因是很重要的。

一、症状识别

直接护理人员可能会第一个注意到老人出现了行为改变。护理人员应能够识别老人的行为症状，并及时向主管报告。痴呆晚期的老人可能出现的行为症状包括：

1. 注意力发生改变；
2. 觉醒程度发生改变，比如，老人会嗜睡，对护理人员的触摸或声音没有反应；
3. 某些老人会表现得激越和躁动；
4. 情绪发生改变，比如忧郁、焦虑、恐惧；
5. 出现幻觉，比如幻听、幻视、幻触；
6. 对他人不理不睬；
7. 大喊大叫或呻吟；
8. 面部表情扭曲；
9. 踢打、蜷缩等表现不适的动作姿态。

二、照护方法

护理人员最好先尝试通过改善护理技术或环境因素，来为出现行为症状的痴呆老人提供照顾。这些方法可能更容易满足老人无法正常表达的生理和心理需要，并降低或消除环境刺激造成的不良影响。

比如，护理人员可保持温和的态度并采用轻柔的操作手法，包括在触碰老人和开始护理之前先提示老人，对自己带给老人的不适表示歉意，保持老人身体的温暖，等等

当晚期痴呆老人出现行为症状时，护理团队需要确定这是源于已知原因（如躯体疾病

导致的不适或药物副作用），还是老人出现了新的身体和情绪上的改变（如脱水、疼痛或抑郁），是否需要得到医疗评估和治疗。因此，当护理人员发现老人出现行为变化时，应及时上报护理主管，便于医护人员的及时评估和干预。

第5节　情感和精神支持

护理人员不仅要照顾晚期痴呆老人每天的生活需要，而且需要关注老人的情感、心理和精神方面的需求。通过熟悉而有意义的互动，痴呆老人能够获得愉悦和慰藉。护理人员可以将情感和心理照护融入日常护理工作中，以提高老人的生活质量。

为晚期痴呆老人提供适当的情感和精神支持，要求护理团队的每一位成员对老人的生平、喜好和特长有尽可能多的了解和交流，对老人的这些特点表示欣赏和肯定，并且在日常护理中善用这些特点，来满足每一位老人独特的情感、心理和精神需求。

护理人员可以尝试采用的方法包括：

一、音乐

与音乐有关的记忆通常是大脑能够保留得最为长久的记忆之一，而且痴呆老人的听觉通常也能维持得最久。某些痴呆老人到了晚期和临终阶段，虽然无法识别亲人的音容笑貌，但是，他们有时还能对他们熟悉的音乐或者声音有所回应。因此，音乐一直是痴呆非药物治疗中被重点推荐的活动。

如果某位老人以前很喜欢音乐，或者某一类型的音乐能够有效地让老人变得平静而愉悦，那么，护理人员就可以在老人的生活环境里，经常播放老人喜欢的音乐，或者在为老人提供护理的时候，轻轻哼唱老人喜欢的歌曲。

二、身体触摸

每个人都需要温暖而充满关爱的身体接触，痴呆老人也不例外。护理人员可以根据每位老人的不同需求和喜好，采用身体触摸的方式来和老人建立交流，表达对老人的关心和爱护。

常用的身体触摸包括握住老人的手，轻拍老人的后背，给老人按摩，或者给老人一个拥抱。这样的身体接触可以随时随地进行，让老人感受到自己是被照顾和保护的，并对此感到舒适、宁静和安慰。

三、芳香的气味

某些特别的气味可以为老人带来享受。比如，某位晚期痴呆老人曾经非常喜欢烹饪和做糕点，那么，让老人闻闻刚烤出来的面包或饼干的香味，就有可能为老人带来愉悦。

有些气味可以令人放松，如薰衣草的香味；有些气味则可以让人神清气爽，如柠檬的清新。护理人员要多了解老人的生活经历和喜好，让气味给老人带来愉悦的体验。比如，为老人穿衣服的时候，让老人闻一闻衣服上的香味，同样可以成为一次有意义的互动交流。

四、宠物

有些痴呆老人曾经在家里养宠物，有些则非常喜欢宠物。对于这样的老人，和宠物的亲近刺激他们的感官，包括触觉、视觉、听觉、甚至嗅觉，并享受宠物的陪伴。护理人员可以了解老人喜爱哪种类型的宠物，或者了解老人以前养过的宠物的名字。有的时候毛绒动物玩具对喜欢宠物的晚期痴呆老人来说也可以是种安慰。

护理人员需要注意的是，如果老人以前有过和宠物或其他动物不愉快的经历（如被狗咬伤过），就要避免让老人和宠物接触。

五、视觉刺激

晚期痴呆老人大部分时间是卧床的。护理人员容易忽略老人对视觉刺激的需要，因此很多卧床老人只能看着空白的墙面。

让痴呆老人有机会看到他们喜欢的景致或物品，有助于为他们带来精神上的愉悦。护理人员要了解老人的喜好。有时候可以让老人看看窗外的蓝天和树木，有时候可以用轮椅推老人去花园与自然接触，有时候可以把老人喜欢的画报或家人的照片放在老人触手可及的地方。有的老人以前喜欢养金鱼，虽然进入痴呆晚期以后他们无法再养金鱼，但是坐在金鱼缸旁边看金鱼在水里游动，对他们来说也是有益的视觉享受。

六、关注文化背景与精神需求

照顾晚期痴呆老人，需要有会说老人当地方言的护理人员或志愿者来参与陪护。

如果某位痴呆老人有着特定的文化或宗教信仰，养老服务机构参与晚期照护的护理人员和志愿者需要对老人的文化和信仰有尽可能多的认识，并且请老人的家庭成员提供相关信息和适合的方法，便于制订和实施个性化的支持计划。

七、鼓励家庭成员参与陪护

当痴呆发展到晚期，生命留给老人的时间就不多了。这个阶段的老人更需要来自于亲朋好友的情感支持。如果老人生活在养老机构，护理人员可以鼓励老人的家庭成员及好朋友参与陪护，并为他们提供一些指导和建议，比如：

1. 指导老人的亲友如何和这个阶段的老人建立交流。要善用非语言的交流方式，比如微笑和抚摸；

2. 给老人带来家庭相册，以及对老人来说有特别纪念意义的物品；

3. 陪老人在户外坐一坐，聆听树叶沙沙作响的声音，感受自然的气息；

4. 为老人播放喜欢的音乐，和着音乐，拉着老人的手，有节奏地打拍子和摆动，或者一块儿吟唱老人喜欢的歌曲；

5. 用乳液为老人做一个手部按摩；

6. 带上老人喜欢、并且能够品尝的零食，像冰淇淋、酸奶、苹果泥、香蕉泥，等等；

7. 为老人带来喜欢的鲜花；

8. 坐在窗前看孩子们玩耍；

9. 带老人喜欢的宠物去探望，等等。

 小结

1. 晚期痴呆老人将丧失几乎全部的生活能力，完全依赖于护理人员的照顾。护理人员需要为老人提供良好的全面个人基础护理，在老人的生活功能方面多多用心，尽可能让老人生活得舒适些。

2. 晚期痴呆老人已经失去用语言描述疼痛和不适的能力。护理人员需要对老人潜在的疼痛和不适进行及时的观察、识别和确认，以便让老人能够及时地得到治疗和更好的护理，避免继发性问题的发生。

3. 痴呆老人在晚期阶段所发生的行为变化可能意味着老人正在承受着某种痛苦。如果发现老人出现行为变化，护理人员需及时上报，以便让老人得到医护人员的及时评估。

4. 晚期痴呆老人需要情感和精神支持。护理人员要对老人的生平、喜好和特长有尽可能多的了解和交流，并且在日常护理中善用这些特点，给老人带来情感和精神上的愉悦。

思考与练习题

1. 如何为晚期痴呆老人提供口腔护理？

2. 如何帮助晚期痴呆老人安全饮食？

3. 如何为晚期痴呆老人提供皮肤护理？

4. 利用晚期痴呆疼痛评估量表，观察你所照顾的晚期痴呆老人是否有疼痛的迹象。

5. 护理人员能够采取哪些照护方法，来预防或缓解晚期痴呆老人的疼痛？

6. 护理人员可以采取哪些方法，为晚期痴呆老人提供情感和心理照护？

第12章
临终关怀

学习目标

➤ 了解姑息治疗和舒缓照护的原则
➤ 掌握为临终的痴呆老人提供舒缓照护的方法
➤ 熟悉为家庭成员提供支持的方法

死亡也是生命的一部分。无论痴呆老人生活在家里还是在养老机构，总会要面对这样的时刻——疾病对老人的大脑所产生的损害范围大到足以使机体功能逐渐关闭。此时，老人将进入生命的临终阶段。

护理团队要以尊敬之心，为老人提供最后的照顾与支持，直至他们走完生命的最后一段旅程。

第1节　临终关怀的目标

一、痴呆老人的临终阶段

通常来说，临终阶段是指老人死亡前的数小时、数天或数周的时间段。但是，确定痴呆老人的临终阶段从何时开始则是比较困难的。某些痴呆老人的临终阶段会持续一两个月，甚至更长的时间。

另外，护理人员需要了解的是，大部分痴呆老人会在晚期阶段后进入临终阶段，但也有一小部分痴呆老人可能在早期或中期阶段因其他危及生命的躯体疾病而进入临终阶段。

虽然临终阶段的痴呆老人已经失去几乎所有的认知能力和全部的生活功能，身体也已十

中国社会福利协会养老服务指导丛书

分衰弱，但是，他们依然保留一定的感知能力（尤其是触觉和听觉）来体验世界。如果听到熟悉的音乐或声音，或者感觉到温柔的触摸，他们依然会有回应，会有意想不到的能识别出人或物品的清醒时刻。这意味着护理人员和家庭成员即便是在老人生命的最后旅程，也可以为老人提供舒缓照护，维持老人的生活质量和尊严。

二、姑息治疗与舒缓照护

1. 姑息治疗

世界卫生组织对于罹患重大危及生命的疾病、并进入临终阶段的患者，建议采取姑息治疗的方法。

姑息治疗的定义是：一种通过缓解疼痛和症状、并且提供精神和心理支持的方法，来改善面临危及生命的疾病的患者和家庭的生活质量。

世界卫生组织提出的姑息治疗的原则包括：

（1）缓解疼痛和其他令人痛苦的症状；

（2）维护生命，并将死亡视为一个正常过程；

（3）既不加速也不延迟死亡；

（4）整合对患者的身体、心理和精神护理；

（5）提供支持系统，协助患者尽可能过上积极的生活，直至死亡；

（6）提供支持系统，协助家庭应对患者患病期间及他们丧失亲人的痛苦；

（7）利用团队方法，处理患者及其家庭的需求，包括在必要情况下提供居丧辅导；

（8）姑息治疗将提升生活质量，还可能对病程产生积极影响；

（9）可以在病程的早期与其他旨在延长生命的治疗手段一起应用，还包括需要开展的研究，从而更好地了解和管理令人痛苦的临床并发症。

2. 舒缓照护

针对临终阶段的痴呆老人所提供的舒缓照护，是姑息治疗在痴呆专业照护领域中的具体应用。其工作原则包括：

（1）及时识别老人的疼痛与不适症状，并采取多种方法来缓解老人的疼痛和不适；

（2）肯定并尊重痴呆老人的生命，将死亡视作生命的一个必经阶段；

（3）不要试图加速或推迟老人的死亡；

（4）为老人提供生活、个人护理、心理和精神方面的全面照顾；

（5）帮助老人和他们的家庭成员积极生活、勇敢面对死亡；在老人死亡过程中及死亡后，对家庭成员提供必要的心理支持。

以进食为例。临终状态的痴呆老人将完全失去进食能力，或者因为身体或情绪不适而拒绝进食。护理团队需要与家庭成员（护理决策者或委托人）进行沟通，根据老人的事先意愿、家庭的决策，最终决定是否采取鼻饲的方法来维持老人的生命。

📌 知识链接

处于临终阶段的老人需要的是舒缓照护，即适用于姑息治疗的原则。此时不宜强迫老人进食。在老人抗拒或其家庭成员不同意的情况下，就没有必要使用管饲。

在决定是否通过管饲给予肠道营养时，需要平衡进食的获益与潜在的风险。如果某位患者因脑卒中或食道癌而无法吞咽时，管饲是很有效的办法。然而，当痴呆老人进入临终阶段无法吞咽或拒绝进食时，管饲的风险就很可能大于潜在的获益。研究表明，临终阶段痴呆老人的管饲风险包括将食物或液体吸入肺部、感染和腹泻。有的痴呆老人还会因不舒服而用力拔掉喂食管。

三、临终关怀的目标

1. 采取舒缓照护的方法，尽量减轻痴呆老人身体、情感和精神上的痛苦，尽量提高老人在临终阶段的舒适感和幸福感。

2. 为家庭成员提供情感和心理的支持。

第2节　临终关怀的工作方法

一、垂死与死亡的指征

生命最后48小时的症状见表12-1。

表12-1　垂死与死亡的指征

垂死的指征	已经死亡的指征
• 心输出量变化；脉率加快/血压降低 • 意识水平降低，对语言和身体刺激无反应 • 食欲降低/进食量减少	• 没有脉搏 • 呼吸停止 • 瞳孔固定、散大

续表

垂死的指征	已经死亡的指征
• 液体摄入量减少 • 无法注视 • 非特定烦躁不安或激动 / 肌肉颤搐 • 皮肤表面变得湿冷 • 外周神经系统关闭。血液循环减慢。手脚变冷，呈现蓝色或粉色 • 可能发烧 • 肾功能减退，使得尿量减少 • 呼吸有更多的杂音，因为放松的声带和少量的口腔分泌物聚集在喉咙后部 • 呼吸模式改变，会有 10 ~ 30 秒的周期没有呼吸，被称为呼吸暂停	• 身体变苍白 • 体温下降 • 肌肉和括约肌松弛 • 尿液和粪便流出 • 可能睁着眼 • 下颌打开 • 最终出现尸僵

二、护理人员的工作方法

在痴呆老人的临终阶段，护理人员的作用是继续为老人提供安抚和陪护，以尊重的心情给予照顾，保持老人的尊严，继续维护其生活的舒适和生活质量，直至生命最后一刻。

护理人员可以采用的照顾方法包括：

1．湿润老人的口腔，减少口腔干燥所带来的不适感。这个时候的老人已经无法喝水，因而会出现身体脱水和口腔干燥的情况。护理人员可以用无菌纱布或棉棒蘸取老人以前喜欢的液体来湿润他们的口腔。比如，老人很喜欢巧克力，护理人员就可以"喂"老人尝一尝融化的巧克力冰淇淋的味道，以改善口腔干燥的情况；

2．在老人的嘴唇上和鼻孔附近涂上薄层的凡士林，防止液体蒸发；

3．如果老人眼睑未闭的话，用润眼液或人工泪液湿润眼睛，避免眼睛干燥疼痛；

4．保持老人的口腔清洁与清新，有助于让老人感觉舒适；

5．通过按摩、握手、轻轻触摸，或者小声谈话、哼唱老人喜欢的歌曲等方式来提供情感支持。和老人感情好的护理人员可以花些时间与老人轻轻讲话，与其道别，回顾曾经共度的美好时光；

6．可以给老人看喜欢或珍视的图片、物品；

7．密切观察老人，有情况的话及时上报护理主管；

8．如果老人死亡的时候，护理人员就在老人身边，需及时上报主管，由医护人员来确认老人的死亡。

某些痴呆老人可能在临终时没有家庭成员陪伴在身边。养老服务机构同样可以为这些老人提供临终关怀服务，并可以配备志愿者，让这些老人在生命的最后旅程能够有人陪伴。

三、鼓励家庭成员参与临终关怀

对于痴呆老人的家庭成员来说，为患病的亲人感到悲伤可能是一个持续的、不断发展的过程。从确诊时开始，家庭成员就会在多种层面上感受到悲伤的情绪；而随着病程发展，家庭成员逐渐体会到患病老人不可避免地衰弱直至最终面临死亡时，悲伤情绪有可能加剧。有的家庭成员还会有罪恶感。

护理团队需要认识到，家庭成员的参与是整个照护过程中的重要组成部分。临终阶段也不例外。当家庭成员得知自己依然能够为老人提供照顾和安抚时，他们常常会感到宽慰。

护理人员可以向家庭成员提供相关建议，告诉他们可以参与哪些照护工作。比如，护理人员可以指导老人的家庭成员如何经常性地湿润老人的嘴唇，给老人的双手和双脚做轻柔的按摩；可以请家庭成员为老人播放老人喜欢的音乐，或者朗读老人最喜欢的书中的章节；可以鼓励家庭成员用轻柔、令人安心的声音，不断地和老人交谈，提供慰藉。即便老人已经无法用语言回应，他们也依然能感受到爱意和安宁。

掌握相应知识的护理人员可以为家庭成员提供关于临终的标志和症状的信息，帮助家庭成员更好地了解他们的患病亲人正在经历着什么，并减轻他们关于临终症状和标志的恐惧。

在家庭成员陪伴老人经历死亡的过程中，护理团队可以向他们提供帮助和支持。比如，为想要留在养老机构守夜的家庭成员提供枕头、毯子或者躺椅，为家庭成员提供一些食物及饮料、杂志和书籍。

四、死亡确认和丧亲服务

在高质量的临终关怀中，很关键的部分是在老人有尊严地死亡之后，继续为家庭成员提供相关的服务与支持。养老服务机构应该以恰当的方式确认老人的死亡，并为家庭成员和整个社区提供支持，让人们有机会哀悼和纪念逝去的生命。

1. 必须由医护人员来确认老人的死亡，并将老人的死讯通知老人的家庭成员和护理团队的成员。

2. 老人刚去世的时候，护理团队的社工、护理人员可以和家庭成员一起，在老人的床边举行一个简短的仪式。根据老人生前的喜好或心愿，以及家庭成员的意愿，朗诵一首诗或一篇悼文，或者大家一起唱一首熟悉的歌，来表达对逝者的敬意。

3. 在征得家庭成员同意的情况下，护理团队可以制作一个纪念册，把它放在活动区域里，鼓励护理团队的成员、养老机构或社区中的其他人写下缅怀、鼓励和祝福的话语。

4. 如果和逝去的老人同住在养老机构或者社区的其他老人会因为听到这个死讯而悲伤，

可以为这些老人安排一些有意义的活动，比如举办一次缅怀活动，以表达追思。

5. 护理团队需要告诉家庭成员，在老人去世之后马上需要处理的事情。比如，谁是家庭成员中第一个需要到场的，尸体将如何处置，丧葬事宜，老人存放在养老机构内的物品应该在多长时间内被家庭成员领取，等等。

6. 护理团队可以给逝去老人的家庭成员发一封集体签名的吊唁慰问函。

7. 护理团队可以鼓励那些有着相似经历的家庭组成一个支持团体，互相联络和交流，彼此提供支持。

 ## 小结

1. 在痴呆老人的临终阶段，护理人员应采取舒缓照护的方法，为老人提供安抚和陪护，以尊重的心情给予照顾，尽量减轻老人身体、情感和精神上的痛苦，维护老人的尊严，直至生命最后一刻。

2. 护理团队要鼓励临终老人的家庭成员参与陪护，并为这些家庭成员提供辅导、帮助和支持。

思考与练习题

1. 世界卫生组织对于姑息治疗的定义和原则是什么？

2. 为临终阶段的痴呆老人提供舒缓照护的工作原则是什么？

3. 如何为临终的老人提供陪护和安抚？

第13章
居家专业照护专题

学习目标

➢ 熟悉与家庭照护者建立伙伴关系的方法

➢ 掌握与家庭成员的沟通技巧

➢ 掌握居家护理人员实用的工作方法

➢ 牢记护理人员的行为准则

➢ 熟悉居家安全措施

➢ 掌握照顾独居老人需特别注意的方法

➢ 掌握陪护痴呆老人外出的工作方法

在发达国家和地区，约有 70% 的痴呆老人居家生活。而发展中国家的这一比例则更高，大约超过 80%，其中包括中国在内。

痴呆老人有着他们特殊的护理需求。相比其他需要长期照料的人群，痴呆老人需要更多的个人护理、更多的护理时间以及更多的监护。在中国，由于大部分的痴呆老人都生活在家里，家庭成员承担起了主要的照护任务，负担沉重。但是，由于中国少子老龄化和空巢化，家庭成员中能够充当非正式照护者的人将越来越少。这意味着中国将有大量的痴呆老人需要靠社会提供照顾和支持，而基于社区的居家（养老）专业照护服务将在其中扮演重要角色。

第1节　痴呆老人所需的居家专业照护

一、痴呆对患病老人及家庭的影响

痴呆影响人的大脑。随着时间的推移，痴呆老人逐渐失去记忆、思考、决策以及执行能力,与其他人的沟通也变得非常困难。最终,他们会丧失全部的生活能力,以及认识他们周围世界的能力。在整个疾病的过程中,老人可能出现伤心、抑郁、妄想、激越、游荡或攻击的情绪和行为问题。这是痴呆老人对外沟通的一种形式,反映了他们的精神状况,以及对外界的反应。

痴呆也会影响到患病老人的家庭,因此痴呆也被称为是一种"家庭疾病"。为了患病老人能够继续居家生活,家庭成员充当起了照护者的角色,为老人提供照顾。家庭照护者必须每天 24 小时保持警觉,以确保老人的安好。他们的责任包括做家务、购物、理财、药物管理、协助老人完成日常活动(如吃饭、饮水、洗澡、穿衣等)、确保老人的安全,以及监督老人的其他健康护理需求(如心脏病或糖尿病)等等。对于家庭照护者来说,照顾一个罹患痴呆的亲人是一项长期辛苦的工作,他们需要付出大量的时间和精力,同时承担来自于身体、情感和经济方面的巨大压力。

因此,家庭的主要照护者和痴呆老人一样需要得到照顾和支持,因为家庭照护者是支持痴呆老人长期照护的至关重要的角色。

二、居家(养老)专业照护的定义

从广泛意义上说,居家(养老)专业照护是指主要以上门服务方式为居家生活的老年人提供的全方位服务——包括生活照料、个人护理、医疗服务、康复护理、临终关怀,以及家政服务、物业维修等等,目的是尽量延长老年人独立生活的能力和居家生活的时间,确保他们能够在家里安全、舒适、有尊严地生活。

广泛意义上的居家(养老)专业照护服务需要跨学科的专业人士和多元化的劳动力的共同参与,包括养老护理员、家政服务员、医护人员、专业治疗师、社工、心理咨询师、社区送餐员、物业维修人员和志愿者等。

本章内容所涉及的居家专业照护,特指养老服务机构为痴呆老人及其家庭照护者提供的非医疗的外勤居家照护与支持服务,服务内容主要包括日常生活照料(如吃饭、梳妆、穿衣打扮、洗澡、排泄管理、移动等)、基础护理(如服药提醒和监督、测量体温、舒缓照护等)、为痴呆老人安排活动并提供陪护,以及为家庭照护者提供支持。

三、中国的居家及社区服务资源

2013 年 9 月 6 日,国务院印发了《关于加快发展养老服务业的若干意见》,明确了养老服务业的阶段性发展目标:到 2020 年,全面建成以居家为基础、社区为依托、机构为支撑的、功能完善、规模适度、覆盖城乡的养老服务体系;生活照料、医疗护理、精神慰藉、紧急救援等养老服务要覆盖所有居家老年人;符合标准的日间照料中心、老年人活动中心等服务设施，要覆盖所有的城市社区；90% 以上的乡镇和 60% 以上的农村社区，要建立包括养老服务在内的社区综合服务设施和站点。全国社会养老床位数达到每千名老年人 35～40 张，服务能力大幅增强。

在政府的支持和监督下，在不远的未来，居家生活的老年人能够获得的居家养老和社区养老的服务资源将包括：

1．社区日间照料中心；

2．居家/社区养老服务机构（包括社区/街道的直属机构、社会组织以及私营公司；服务内容将包括护理团队的上门服务，以及在社区提供宣教、咨询、支持团体等服务）；

3．家政公司；

4．社区卫生中心；

5．社区服务站；

6．社区微型/小型养老机构，等等。

上述机构都有可能会为痴呆老人及其家庭照护者提供外勤居家专业照护与支持服务。

四、居家专业照护的基础

1．居家护理团队的专业培训

为痴呆老人及其家庭照护者提供服务的居家护理团队，需要获得教育、培训和支持，以确保每一位护理人员都能够更好地理解痴呆症状以及对患病老人的影响，掌握痴呆专业照护的知识和技能，让老人能够得到更好的照顾，并且能够同时满足老人及其家庭照护者的需求。

2．评估老人和家庭照护者的需求

为痴呆老人及其家庭照护者提供居家专业照护服务，要基于对老人生活能力和家庭照顾能力的评估，在全面了解老人和家庭成员的照护需求的基础上，帮助家庭制订个性化而实用的照护计划。

全面评估的内容包括：

（1）老人及家庭的基本情况；

（2）老人的生活能力，包括使用工具的能力和躯体自理能力；

（3）老人的健康状况；

（4）老人的认知功能和行为状态；

（5）老人的人生经历、兴趣爱好、精神需求、社交心理；

（6）老人容易出现的风险意外；

（7）家庭照护者的情况；

（8）家庭主要照护者对痴呆照护的认知和经验；

（9）家庭照护的需求。

案例 13-1

某位男性痴呆老人和自己的妻子一起生活，两人的年龄均超过 80 岁，儿女均在国外。老人的妻子患有糖尿病。

经过评估，护理人员发现，这位痴呆老人由于定向障碍及行动缓慢，有时会将大小便弄到身上，需要立即清洁；但他自己已经无法独立完成洗澡的任务，需要有人在一旁协助。而妻子因年事已高，身体也不好，无法照顾丈夫洗澡。

于是，居家护理团队就排泄与清洁问题为这对夫妇制订了这样的照护计划：

◇ 为妻子提供一份如厕时间表单，指导妻子记录老人出现大小便问题的时间，以及在此之前会有哪些身体语言，发现其中的规律。

◇ 请老人的妻子尽可能地在排泄问题出现前就带老人如厕，减少老人把大小便弄在身上的概率。

◇ 一旦老人需要立即清洁，妻子可以给设立在社区的服务站打电话。护理人员可及时上门，帮助老人进行个人清洁，并帮助这对年迈的夫妇清洗弄脏的衣物。

◇ 鉴于老人无法独立洗澡，护理人员定期在老人惯常的洗澡时间上门，协助老人洗澡。

痴呆老人和家庭的状况和需求，会随着疾病的发展而改变。居家护理团队应坚持定期和实时的评估，并就评估结果与家庭照护者和老人进行交流。

3. 与家庭照护者结成伙伴关系

居家护理团队的管理者和每一位护理人员，都要尊重家庭照护者在照顾患病老人时的每一分付出，珍惜家庭照护者对患病老人的了解和照护经验，让家庭照护者成为居家护理团队的工作伙伴。

（1）向家庭照护者采集信息

由于痴呆老人会不同程度地丧失语言表达能力，因此，家庭照护者是提供老人基本信息的重要来源。这些信息包括老人的家庭组成、生活和工作经历、生活习惯、兴趣爱好、社交偏好，以及生活史中对老人有着重大影响的事件，等等。向家庭照护者采集这些信息，有助于护理团队全面了解老人，并为其提供更好的照护。

（2）邀请家庭照护者参与制订照护计划

任何一位参与制订照护决策的家庭成员都应该被视为居家护理团队的工作伙伴，尤其是主要的家庭照护者。在居家护理团队提供上门服务之前，家庭照护者已经付出了很多努力去照顾患病老人。居家护理团队应邀请家庭照护者和护理人员一起分享照顾老人的经验，尤其是要了解以下方面的情况：

✧ 老人在什么情况下有可能拒绝护理；

✧ 当老人拒绝护理的时候，家庭照护者都是如何应对的，哪些方法有效，哪些方法无效；

✧ 老人已经出现过哪些行为和精神症状，哪些因素容易触发老人的这些症状；

✧ 老人是否出现过跌倒、游荡、走失等安全问题；

✧ 老人是在哪家医院及科室接受诊断和治疗的，是否有相对固定的医师，等等。

无论是家庭成员还是居家护理团队，为老人提供良好照顾的目标是一致而明确的。居家护理团队为老人和家庭定制的照护计划需要得到家庭照护者的认可；而家庭照护者的丰富经验也将成为有效的照护计划的有机组成部分。

（3）与家庭照护者协调工作并提供支持

即便家庭选择居家护理人员上门服务，和老人生活在一起的家庭照护者依然会不同程度地参与日常照护工作。居家护理团队需要和家庭照护者进行沟通和协调，明确各自的工作内容和责任，共同为患病老人提供更好的照顾。

居家护理团队的工作中需要包括对家庭照护者的支持，为那些有需求或意愿的家庭照护者提供培训和指导，以便他们能更好地照顾患病老人的日常生活。护理团队同时还要向家庭照护者提供自我照顾的建议——因为家庭照护者有时候甚至抽不出时间来吃饭、休息和照顾自己的身心健康。

📌 知识链接

家庭照护者生存小窍门

✧ 把您的健康列为重要事项

✧ 在您需要的时候寻求帮助

✧ 参加患者家庭俱乐部或类似的支持团体

✧ 每天都要休息

✧ 保持和朋友们的交往

✧ 保持您的兴趣爱好

📌 **知识链接**

    ◇ 保持幽默感

    ◇ 庆祝自己做得好的地方

    ◇ 健康饮食

    ◇ 能多锻炼就多锻炼

    ◇ 不舒服要去看医生

    ◇ 处理好法律和财务问题

    ◇ 坦然过好每一天

第 2 节　与家庭成员的良好沟通

家庭成员在帮助痴呆老人维持居家生活上发挥着重要作用。他们能够为患病老人提供力所能及的照顾，并把自己无法承担的护理任务委托给专业的居家护理团队，或者在必要的时候请护理人员上门服务，让自己得以喘息。这种组合式的照顾与支持，需要居家护理团队和家庭成员以及患病老人之间保持良好的沟通和协调，才能获得成功。

一、定期召开家庭照护计划会议

随着病情的进展，痴呆老人的能力会不断发生变化，其照护需求也将相应改变。居家专业照护服务机构应定期召开家庭照护计划会议，帮助家庭成员更好地了解老人所发生的改变，以及这些改变将带来什么样的新的照护需求。

出席家庭照护会议的护理团队成员应该包括负责制订照护计划的护理主管，以及为这一家庭服务的主要的护理人员。出席会议的家庭成员应该包括家庭主要照护者和家庭照护计划的决策者（这两个角色在某些家庭中是合二为一的）。如果患病老人愿意或还有能力参加会议，护理团队和家庭成员需要邀请老人同时出席。

家庭照护计划会议可以重点讨论以下议题：

1．疾病的发展和老人新出现的改变；

2．照护目标是否需要调整，老人和家庭照护者需要什么样的新的帮助和支持；

3．如何持续观察记录老人的症状表现，如何提高就医的有效性；

4．一旦老人丧失决策能力，家庭照护者应该做哪些准备；

5．居家安全措施；

6．游荡行为的危险及防范；

7．调整睡眠周期；

8．识别和管理疼痛；

9．防范跌倒；

10．失禁的护理；

11．饮食和营养管理；

12．家庭照护者的自我减压和喘息，等等。

二、与家庭成员的沟通技巧

居家护理团队成员在和家庭成员沟通的时候需要注意一些技巧，包括：

1．传达的信息要明确，易于理解；

2．要考虑到家庭成员的健康知识水平，尽可能减少使用医疗术语，以及对他们来说可能很陌生的名词；

3．适当运用直观的教具、图片或演示；

4．适当使用书面材料；

5．请家庭成员用自己的话来复述重点沟通或指导的内容，以便核实他们理解得是否准确。

目前，很多痴呆老人都是由配偶来负责照顾，而配偶本身也已经是老年人。因此，居家护理团队成员在和这些配偶进行交流的时候，需要注意可能会存在某些潜在的因素会影响到交流的结果，比如方言的使用、听力或视力问题，以及对健康知识的了解程度。

要克服这些障碍，护理团队可以这样来做：

1．留给老人更多的时间，来对交流做出回应；

2．如果老人不会讲普通话，需要配备会讲本地方言的工作人员协助交流；

3．用简短的句子清晰地讲述，语速要迁就老人。比如，与语速缓慢的老人交流时，护理团队成员的讲话语速也一定要放慢；

4．恰当使用图片或演示文件，来帮助老人理解他们所听到的内容；

5．提供给老人的书面资料，字号要放大，印制要清晰；

6．要注意老人是否听力减退或有视力障碍，是否需要佩戴助听器或眼镜；

7．如果老人缺乏健康素养，护理团队成员需要帮助他们用简单的方法去理解一些概念、术语及照护方案的内容；

8．有的老人可能适宜阅读书面资料，有的老人则可能倾向于简单的口头解释。护理团队成员需要找到适合老人的交流方式。

第3节 任务、方法与行为准则

一、居家护理人员的工作任务

虽然每位痴呆老人和每个家庭的照护需求都不同，但是居家护理人员的主要工作内容基本包括日常个人生活照料、基础护理、活动与陪护，以及家政服务四大类。由于工作内容所要求的专业技能不同，通常会由护理人员、社工和家政服务员来分别提供不同的服务。

表 13-1 居家护理人员的工作任务

服务类别	服务内容
日常个人生活照料	<ul><li>刷牙及口腔保健</li><li>头发清洁与梳理</li><li>修饰仪容仪表</li><li>穿衣或更衣</li><li>身体清洁（洗澡或擦洗）</li><li>饮食照料</li><li>排泄照料</li><li>协助老人行走或移动身体</li><li>睡眠照料</li><li>其他服务</li></ul>
基础护理	<ul><li>用药提醒和协助老人服药</li><li>测量体温</li><li>冷热应用</li><li>皮肤护理</li><li>卧床老人变换体位</li><li>放松按摩</li><li>其他服务</li></ul>

续表

服务类别	服务内容
活动与陪护	<ul><li>陪伴老人进行休闲娱乐活动或游戏</li><li>和老人交谈他们感兴趣的话题</li><li>怀旧，记录老人的生活史</li><li>制作家庭剪贴簿</li><li>为老人阅读</li><li>协助老人写信、发邮件</li><li>计划和安排活动</li><li>陪护老人外出</li><li>就医陪护，协助老人与医生沟通</li><li>为老人办理杂务</li><li>居家安全监护</li><li>陪伴和监护老人锻炼身体</li><li>其他服务</li></ul>
家政服务	<ul><li>协助洗衣和熨烫</li><li>打扫卫生，清倒垃圾</li><li>铺床、换床单</li><li>做饭烧菜</li><li>清理餐具和厨房</li><li>检查食品是否过期</li><li>家具擦拭</li><li>收拾整理家用物品</li><li>代购日用品、食物和饮料</li><li>打理家中的植物</li><li>照顾家里的宠物</li><li>其他服务</li></ul>

　　痴呆老人的照护具有其特殊性。由于认知功能逐渐衰退，老人的社会功能也会受到影响。他们可能记不住新认识的人。如果家里出现很多新面孔，老人有可能会认为原来熟悉的生活规律和家庭环境被破坏了，因而感到困惑和不安。

　　居家护理团队需要采取有效的策略来适应痴呆老人的这一特点。比如：

　　1. 指派固定的护理人员为老人提供服务，让老人可以逐渐熟悉护理人员，不会因为护理人员经常更换而感到困惑，继而建立起一个可预测的日常生活规律。

　　2. 培养多技能的护理人员，尽量让每一次上门服务的效果最大化。比如，让护理人员学习家政服务的基本技能，以便在老人和家庭同时需要个人生活照料和家政服务时，一位护理人员只要时间允许就可以完成一揽子的任务；让社工学习养老护理和痴呆专业护理的技能并取得职业资质，这样就可以兼顾老人的个人生活照料和活动陪护。

二、照护方法的实用建议

在本课程的前面章节中讲解了痴呆专业照护的知识和技能，这里特别针对居家护理人员提供一些照护方法的实用建议：

1. 护理人员所提供的照顾和支持服务要适应痴呆老人能力，并最大限度地提高老人的独立性和自我照顾的参与度。要做到这一点，需要家庭照护者的理解、支持和配合。护理团队可以为家庭照护者提供定期的辅导，让家庭照护者了解提高老人独立性及自我照顾参与度的好处，并在日常生活照料中与护理人员配合实施。

2. 护理人员要考虑到痴呆老人的敏感和自尊心，以及家庭照护者的感受。上门服务的时候，护理人员要把痴呆老人也当作家庭的主人看待，而不能只把家庭照护者当作主人。护理人员要特别注意与老人及其家庭成员的沟通技巧，要在工作中传递出对老人和家庭照护者的关心与尊重。

3. 对于痴呆老人来说，在家里有规律的生活是最为舒适的。护理人员可以向家庭照护者了解老人的生活习惯、喜好和日常生活规律，比如喜欢喝什么样的咖啡或茶、何时起床、何时洗澡、何时睡觉，以及老人最喜欢家里的什么物品，等等。这些信息都会有助于护理人员为老人提供更好的照顾。此外，事先了解老人的日常生活习惯，可以确保上门服务的时间安排不至于打乱老人固定的规律性活动，以免造成老人的困惑。

4. 尊重老人及家庭的生活方式、文化背景和价值观。比如，有的知识分子家庭喜欢安静、不喜欢和外人过多交谈，护理人员要尊重这一家庭习惯，居家服务的时候动作要轻，说话的音量也要减小。

5. 采取一定的灵活性。相当一部分护理人员上门服务是计时的，不免会遇到虽然到钟点了，但是护理工作还没有完成（比如为老人洗完澡，但还没有穿好衣服）的情况。这种情况在痴呆老人的照顾过程中尤为常见。护理人员需要及时判断是不是应该留下来直到完成工作任务，并立即报告护理主管，以便护理团队统筹安排。

6. 居家服务的护理人员特别需要与痴呆老人和家庭照护者建立信任关系。虽然痴呆老人的记忆和思考能力在衰退，但是他们仍然能感觉到护理人员的友好、善意和诚意。在照顾和陪护老人的过程中，护理人员表现出的细心、体谅和周到，对老人喜欢的事物或活动表现出的真诚的肯定或兴趣，对老人和家庭照护者的选择的尊重，都有助于护理人员与老人和家庭照护者建立信任关系，继而促进照护效果的改善和照护品质的提高。

7. 护理人员要尽可能多地和家庭照护者分享照护经验。很多时候，痴呆老人在接受照顾的过程中所表现出的平和、愉悦、开心以及对照护者的配合，就是对照顾方法的肯定。护理人员和家庭照护者要记录和分享哪些方法是老人喜欢的，哪些是老人容易出现抗拒的，以便在长期的照护中采取最适合这位老人的照顾方法。

8．一旦护理人员发现老人出现身体健康状况的改变（如发烧、咳嗽、跌倒、突然昏迷），应在第一时间向护理主管报告。必要时，护理人员应协助陪同就医。

9．当护理人员发现老人不同寻常的行为表现（如突然的激越、哭喊、抗拒护理、夜间躁动等）时，不要忽视这些情况，应在第一时间报告护理主管。护理人员需要牢记的是，痴呆老人的行为是他们对外沟通的重要方式；这些行为有可能是潜在的身体疼痛与不适引起的，需要及时由专业医护人员介入，对老人进行评估、诊断和治疗。

三、居家护理人员的行为准则

一线的居家护理人员要深入家庭独立工作，不仅需要严格遵守职业守则（参考教程：国家职业资格培训教程《养老护理员基础知识》），而且特别需要注意的是，不能因自己的不当行为而逾越边界。

下面列举一些居家护理人员需要特别注意的伦理与行为准则：

1．杜绝虐待老人的行为

人们通常所说的虐待老年人包括对老年人身体和精神的虐待。由于痴呆老人认知能力的缺损，他们往往无法判断自己是否被虐待了，也无法用语言来说明自己已经或正在遭受虐待，所以痴呆老人往往会成为被虐待的高风险人群。

某些护理人员因为缺乏痴呆专业照护知识和技能，在照顾过程中意识不到自己的行为可能已经造成了对痴呆老人的虐待。比如，有的护理人员担心老人跌倒或趁人不备离家出走，就在自己做家务的时候对老人进行约束，让老人无法自由活动。而不当约束就很有可能给老人带来身心的伤害。

为了杜绝虐待老人的行为，护理人员应该做到：

（1）不忽视痴呆老人所表达的需要，包括他们语言和非语言的表达；

（2）对痴呆老人保持同理心和善意，在照护过程中秉持耐心、细致和体贴的工作态度，不做任何可能对痴呆老人的身体和情感造成伤害的事情。

2．不得私自接受来自老人和家庭的财物馈赠

照顾痴呆老人很不容易。出于感激，被照顾的老人和家庭有时会向护理人员额外馈赠财物（包括金钱或礼物）。而痴呆老人由于丧失对金钱财物的判断力，还有可能将过于贵重的财物馈赠给护理人员（如大笔存款或物业），最后引发家庭矛盾以及和护理人员之间的法律纠纷。

因此，护理人员不可以私自接受来自老人和家庭的财物馈赠。如果老人或家庭照护者希望以这种形式表达感谢，护理人员首先需要报告护理主管，由护理主管根据其所属的养老服务机构的相关规定，和老人及其家庭成员进行交流并处理。

不得私自接受财物馈赠还能够帮助护理人员与自己所服务的老人及家庭保持恰当的界限，避免未来在工作中出现不必要的麻烦。

📌 **案例 13-2**

作为居家养老护理员，小邵每周一到周五要去照顾一位 80 岁的痴呆老人——陈爷爷，为陈爷爷提供 2 个小时的个人卫生护理，并做 1 个小时的家务。

陈爷爷和女儿陈女士一起生活。陈女士是自由职业工作者，平时居家工作，可以同时陪护父亲。由于小邵工作出色，陈女士特别感激小邵分担了自己的压力，额外私下奖励了小邵 200 元钱。

不久后的一天，外出的陈女士给小邵打电话，告诉小邵自己要和客户开会，回家会很晚，请小邵在家继续陪护陈爷爷两三个小时，因为陈爷爷是不能单独在家里的。

小邵原计划下班后要和老乡们一起聚会。接了陈女士的电话，小邵只好取消了自己的计划，继续陪着陈爷爷。她感觉有点懊恼，可又无法拒绝陈女士的要求。毕竟她额外收下了陈女士的 200 元，够好几个小时的服务费了。

思考：如果你是小邵，你该怎么做呢？

---

3. 不得超越自己的工作范围来帮助老人及其家庭成员

居家护理人员是作为养老服务机构的外勤人员派驻到家庭提供服务的。护理人员的任务是根据服务机构和老人及其家庭成员的事先约定，实施照护计划中的特定工作，并且预设了明确的任务指标和工作时间。

在实际工作中，护理人员通过良好的服务，会逐渐和老人及其家庭成员建立起和谐信任的关系，有的甚至会产生类似亲人般的感情和依赖。

但是，护理人员应该认识到，作为一名专业的服务人员，应该和自己的服务对象设定并保持恰当的界限，不应经常性地超越自己的工作范围来帮助老人和家庭照护者，否则很有可能让服务对象产生不切实际的期望，希望护理人员一直继续这样做下去，甚至对护理团队中的其他护理人员也有了过多的期待。

案例 13-3

小孙是一位来自温州的护理员，正巧她所照顾的吴奶奶的老家也是温州。由于受到痴呆的影响，吴奶奶已经忘记普通话怎么讲，只会讲温州话了。小孙很快和吴奶奶建立起友好的信任关系，吴奶奶也很愿意接受小孙的护理。吴奶奶一家人知道小孙离开家乡在外打工很不容易，都很照顾她，经常留小孙在家里吃饭，有时候也送小孙一些小礼物或纪念品。

小孙也很喜欢这家人。完成照护任务后，她要是看到家里还有需要做的事情，也就顺手做了。吴奶奶的家人有时候临时请小孙加班，并且表示要给小孙的养老服务公司加付服务费。小孙都拒绝了，因为她觉得吴奶奶一家人待自己很好，没有必要计较金钱。于是吴奶奶的家人就更加喜欢和善待小孙了。

有一天小孙休息，护理员小苗来到吴奶奶家照顾老人。恰巧那天吴奶奶需要的服务超过了原定计划，小苗估计在预定时间里无法完成这么多事情，而吴奶奶又的确需要照顾，小苗就请吴奶奶的家人给公司打电话，增加 1 个小时的服务时间和服务费。

吴奶奶的家人理解这是公司的规定，也按照小苗的请求给公司打了电话。但是由于他们已经习惯了小孙的无偿帮助，从情感上他们觉得有些不舒服——为什么同样是护理人员，会表现得如此不同呢？

思考：如果你是小孙，你该怎么做呢？

4. 不得提供超越工作范围的建议

居家护理人员的主要工作任务是照顾和陪护老人，并就日常生活照顾、基本护理和活动安排等事宜与家庭照护者进行分享、交流并提出建议。护理人员切忌认为自己懂得很多，而向家庭照护者提供超出自己工作范围的建议。

护理人员在这个方面容易出现的不当行为包括：

(1) 看到老人出现某种症状，直接给老人下医学判断；

(2) 向老人及家庭照护者推荐用药或者功能性的保健品；

(3) 不经过医生的评估和诊断，直接建议家庭照护者采取某种医疗护理手段（如鼻饲、静脉输液等）；

(4) 不考虑老人和家庭的文化背景，将自己的价值观或信仰强加于人；

(5) 对家庭成员的照护决策、法律及财务安排事宜提出诱导性或干涉性的建议；

(6) 不考虑老人的个体情况，仅凭借过去的经验，简单粗暴地下评判或提供建议。

案例 13-4

居家养老护理员小朱的外婆几年前因痴呆导致的感染而过世。外婆生前一直是由小朱和妈妈在照顾，因此，小朱具有相当多的照顾经验。

作为居家养老护理员，小朱被外派到一位 88 岁罹患晚期痴呆的老奶奶家里。老奶奶在此之前一直由她青梅竹马的爱人宋爷爷在照顾。他们结婚已经有将近七十年，感情一直很好。宋爷爷看着老伴儿一点点衰弱，心里很是悲伤。

几个月以后，老奶奶开始拒绝进食。宋爷爷很担心老伴儿因饥饿而死亡。他问小朱是否可以采取什么措施，并提到他曾经听说过的管饲方法。小朱就告诉宋爷爷，当年自己的外婆到最后也拒绝进食，妈妈就用一根导管从鼻子直接插到胃里，以这样的方式给外婆喂食，最后外婆在"睡眠中去世了"。

宋爷爷问小朱，是不是可以采用一样的方式给老伴儿喂食。小朱答复说，她认为这样喂食可以为宋爷爷多争取到一些与老伴儿在一起的时间，而且还可以避免老奶奶因为不进食而饿死。

在这次谈话之后，宋爷爷就觉得为老伴儿进行管饲是一个好办法。

但是，当宋爷爷咨询医生的时候，医生否定了管饲方案。因为经过评估，医生认为老奶奶已经处于临终阶段，管饲不仅不太可能延长她的生命，而且可能会给她造成不必要的痛苦。给不愿意进食的人强行灌喂，可能会引起误吸并导致肺炎或感染。另外，痴呆老人因为失去认知能力，当感觉不适的时候有可能自行拔管，造成危险。不过，医生也同时指出，如果家属坚持要管饲，医护人员也会尊重家属的意见。

听了医生的意见，宋爷爷感到非常难过。他不知道医生和小朱谁的说法是对的，陷入两难境地。

思考：如果你是小朱，你该怎么做呢？

第 4 节　居家安全

一、痴呆的影响

痴呆老人大脑和身体发生的变化，会影响到他们的安全。这些变化和带来的不良后果包括：

1．判断力丧失。痴呆老人再无法安全地使用家里的电器（比如用锡纸包好需要加热的食物放进微波炉），或者等待红灯过马路了。

2．语言理解和沟通能力下降。在疾病的中晚期阶段，痴呆老人可能会无法理解书面或口头的警告。

3．定向障碍。痴呆老人会在自己家附近走失，甚至在家里也无法识别和找到以往熟悉的区域（比如卫生间）。

4．身体活动能力下降。痴呆老人会出现步态不平衡的问题，需要使用助行器或轮椅来应对。

5．感知能力发生变化。某些痴呆老人对空间深度的感觉会改变，这会增加跌倒的风险；而某些老人则丧失对温度的敏感性，容易发生烫伤或冻伤。

居家护理团队应协助家庭照护者评估居家生活环境，排除特定的危险，为老人营造舒适、安全并具有支持性的生活空间，确保老人能够安全地生活，最大限度地保持其自主性，并降低家庭照护者的照护强度和压力。

二、居家安全措施建议

1. 总体安全措施

（1）确保老人不会接触到不安全的物品，比如电动工具、刀具、剪子、锯子等。家庭照护者需要找到合适的地方来妥善保管这些物品。

（2）隐藏或锁好清洁用品、药物和有毒物品。

（3）电器在不用的时候要切断电源。

（4）隐藏门把手，或者在户门的顶部或底部安装门栓，有助于预防老人不安全的游荡行为。

（5）对于使用家用氧气设备的家庭，必须告知老人及其家庭成员，在家里抽烟、使用打火机和蜡烛都将会有引发火灾的风险。

（6）为了消防安全，需要在家里安装烟雾报警器并配备一个便于使用的灭火器。

（7）在每部电话机上设置应急电话号码。家庭照护者的床边要留有电话和手电。

（8）环境的任何改变都有可能导致痴呆老人的困惑和混乱。因此，在做出任何改变之前，都需要和痴呆老人进行交流，并帮助老人尽快熟悉改变后的环境。

2. 防范跌倒

（1）确保室内有充足的照明，并且灯光投射到地板上不会形成刺眼的反光；

（2）移走可能将人绊倒的小块地毯；

（3）移走放在走廊中的障碍物；

（4）随意放置的电线及连接线有可能会将老人绊倒，造成危险。需要妥善整理和收纳电线及连接线；

（5）在卧室、卫生间 / 浴室，以及它们之间的走廊内要安装小夜灯；

（6）在大块透明玻璃窗上面，张贴上贴纸或图片，以避免存在视觉或空间觉障碍的老人直接撞上玻璃；

（7）存在地面高差的居室要确保楼梯和台阶牢固并且安装扶手。各级楼梯和台阶的踏面前缘可加设不少于 30mm 的色带。铺设地毯的话，要确保地毯牢固地附着在各级踏步上；

（8）确保卫生间 / 浴室内的座便器、水池、浴缸和浴室的其他部分存在色彩对比；

（9）在卫生间 / 浴室内安装扶手；

（10）浴室里放置浴椅和防滑橡胶垫，有助于预防老人跌倒；

（11）慎用淋浴推拉门，预防痴呆老人依靠在推拉门上时因门突然滑动而可能导致的跌倒危险；

（12）给老人洗澡的时候要先调节好水温，以免老人因为感觉到水温过冷或过热而突然闪避，导致意外跌倒。

3. 用药安全

（1）护理人员和家庭照护者需要向医生咨询，尽可能地消除不当用药、重复用药、不良的药物相互作用及错误的用药剂量等问题；

（2）在痴呆的早期阶段，药盒能帮助老人正确服用药物。护理人员和家庭照护者可以为老人准备一个带有时间表的药盒，提示老人在正确的时间服药。此外，护理人员和家庭照护者需要定期查看药盒，以确认老人是否按处方要求完成了服药；

（3）向家庭照护者询问家中保管药物的地方，并将所有药物放置在同一个固定的地方，以方便寻找；

（4）一旦老人在无人监管时已经不能自行服药，则应该将药物存放在一个老人接触不到的安全的地方，由护理人员或家庭照护者按照医嘱协助老人服药；

（5）监督老人把药服下去很重要；

（6）丢弃所有已经失效或过期的药物；

（7）去医院就诊前，汇总出一份目前老人正在服用的药物及剂量的清单，并在去医院时随身携带。药物清单需要包括处方药和非处方药在内；

（8）如果老人有喝酒或抽烟的习惯，护理人员和家庭照护者需要向医生咨询有关药物与酒精、烟草产品混用的潜在危险。

4.厨房安全

（1）把易碎的或者容易给老人造成伤害的危险用品锁起来，比如刀具、剪刀、玻璃器皿、酒精、强力清洁用品（如巴氏消毒液、厨房重油污清洁剂）等；

（2）一旦老人已经不能再正确使用厨房设备，那么除去做饭的时候，关闭家里的煤气或者天然气阀门；

（3）除使用外，关闭家里安装的垃圾处理器；

（4）除使用外，关闭容易引起危险的厨房小家电（如烤箱、微波炉、电热水壶、食物搅拌机等）的电源，或者把它们放在老人接触不到的地方；

（5）把老人常用的杯子、餐具等放在显眼的固定位置；

（6）把厨房操作台上的调味品收起来，以免老人误食。

5.卧室安全

（1）安装感应装置或监控设备。一旦老人跌倒或者需要帮助的时候，护理人员或家庭照护者可以及时察觉或得到警示；

（2）如果在卧室里使用便携式加热器，需由护理人员或家庭照护者操作，并确保老人不会接触到加热器；

（3）如果使用电热毯，护理人员或家庭照护者可以先行操作加热，并在加热过程中确保老人不会接触到电热毯。加热完毕切断电源后再让老人使用；

（4）根据老人的需要调整床的高度，避免老人掉下床；

（5）拿走卧室内可能绊倒老人的物品，比如小块地毯、拖地的大床罩、书报架、盆栽或者其他杂物；

（6）为老人自如地使用手杖、助行器或轮椅留出足够的回旋空间；

（7）如果卧室里的镜子会造成老人的困扰，那就把镜子移走或者用布遮盖；

（8）卧室须保持舒适的温度；

（9）为了方便老人起夜，可以安装感应式夜灯；

（10）如果老人卧室和卫生间的距离较远，可在卧室里放置一个便携式马桶；

（11）在卧室的门口安装活动传感器，只要老人走出房门就能被家庭成员或护理人员察觉。

6.卫生间／浴室安全

除了在上面"防范跌倒"小节中已经提到的与卫生间／浴室安全相关的内容以外，护理人员和家庭照护者还需要关注以下安全措施：

（1）卫生间／浴室要保证充足的照明；

（2）整个卫生间／浴室的地面必须防滑，在浴缸或淋浴区域要固定防滑垫；

（3）浴室的入口要宽阔；

（4）尽可能安装步入式淋浴间；

（5）配备可以调整高度的带扶手的浴椅；

（6）配备手持式花洒，可以控制喷水的方向，避免向老人的脸部直接喷水；

（7）如果条件允许，安装恒温花洒，保证出水温度稳定且适合洗浴，防止意外烫伤；

（8）卫生间的门和墙面的颜色要有明显的区分，有助于老人及时找到卫生间；

（9）在卫生间 / 浴室内安装紧急呼叫援助按钮。

7．客厅 / 起居室的安全

（1）留出老人使用手杖、助行器或轮椅时能够自由移动的足够的回旋空间；

（2）拿走地板上放置的可能绊倒或者撞上老人的物品，比如小块地毯、小茶几、书报筐或者其他物品；

（3）给带有尖锐边角的家具配备安装安全防撞角；

（4）在户门上装饰布艺，遮挡住门口，预防老人突然开门出走；

（5）在电源插座上安装安全罩。使用电线收纳夹或收纳管整理和收纳过长的电线，保证电线安全、整齐，并加以适度遮掩；

（6）安装辅助照明用具，比如感应式夜灯、自动照明开关等。一旦探测到运动，就能及时启动照明；

（7）移走客厅 / 起居室里的植物盆栽。

8．餐厅安全

（1）用餐环境应该光线充足，让老人更好地看清楚食物，便于选择自己喜欢的东西吃；

（2）餐桌的布置要尽量简单，只放吃饭需要的餐具，不要放花瓶、装饰品和调味瓶；

（3）家里不要摆放装饰用的水果蔬菜造型的摆件，避免老人误食；

（4）餐桌附近要有供老人使用手杖、助行器或轮椅的足够的回旋空间；

（5）经常检查冰箱和家中的食物，查看是不是已经过期或者变质；

（6）餐桌布置要使用对比色调（比如，原木色的桌子上摆放绿色的餐垫，配上白色的碗和盘子），便于老人分辨餐桌、餐具和食物；

（7）餐垫建议采用硅胶材质，防滑且便于清洗使用；

（8）餐桌的桌面应尽量避免产生倒影和反光。如果是玻璃桌面，可以考虑在上面铺上纯色桌布。

第5节 独居老人的照顾

独居老人是指一个人独自居住的老年人。独居老人可分为以下几类：

第一类，老人独自居住，但能够频繁得到邻居或亲友的照顾。

第二类，老人独自居住，但能够阶段性地得到居住距离较远的亲人（通常是成年子女或兄弟姐妹）的照顾。

第三类，老人独自居住，但没有亲人或朋友提供照顾和帮助，也就是所谓的孤寡老人，是独居老人中最为脆弱的群体。

罹患痴呆的独居老人，更加需要来自社区的妥善照顾，因为独居的痴呆老人很容易自我忽视，身心健康和生活质量都面临更大的风险。

 知识链接

老年人的自我忽视

老年人的自我忽视指老年人在生活中无力或不能充分照顾自己的需求或管理自己的行为，致使自己处于被严重伤害或被他人虐待的危险中

自我忽视的迹象或结果可能包括：

◇ 缺乏基本的食物和日用品

◇ 生病时不看病、不吃药

◇ 囤积垃圾和（或）食物

◇ 居住地方的卫生和家务管理很差

◇ 不修饰仪容和仪表，比如穿脏衣服、衣衫褴褛、指甲和皮肤肮脏

◇ 脱水与营养不良

◇ 无力理财，如经常借钱或不当处置自己的钱财

◇ 孤立，缺乏社会支持

◇ 神志不清，语无伦次

◇ 酒精或药物依赖

根据我国的老年人福利政策，三无老人、独居老人（尤其是孤寡老人）是养老服务的优抚重点对象。当这些老人居家生活时，也将成为社区养老服务的工作重点。

护理人员为独居的痴呆老人提供居家服务的时候可以这样来做：

1．护理人员每次上门都要介绍一下自己，同时提及老人的某位家庭成员或朋友的名字，来帮助老人理解为什么护理人员会出现在这里。条件允许的话，在进行第一次上门服务的时候，请老人的家庭成员或与老人关系良好的朋友或社区工作者将护理人员介绍给老人。

2．留出足够长的时间来建立信任关系。当老人和护理人员相处感到越来越舒服时，就会和护理人员进行友好的交流。

3．护理人员可以从老人的个人兴趣、经历、最留恋的记忆、家庭和朋友着手，与老人建立和谐的关系。

4．如果老人对护理人员的身份有所怀疑，护理人员可以请居家养老服务机构或家庭成员给老人打电话，确认护理人员是来提供帮助的，这样老人就会让护理人员进门了。如果老人一直不愿意开门，护理人员可以在征得护理主管同意并知会家庭成员后先行离开，然后在当天晚些时候或换一个日子再来。

5．监测老人食物和水分的摄入。如果社区提供送餐服务，或者家政服务人员已经为老人做了饭菜，但老人没有吃或吃得很少，护理人员需要立即上报护理主管，以查找原因。上门服务的护理人员要保证老人能够摄入充足的饮食，避免独居的痴呆老人出现营养不良和脱水等问题。

6．护理人员每次上门服务时，都要查看一下老人居家安全的情况，比如，查看炉灶上是否有烧焦的食物或炊具，老人有没有受伤，地板上是否有松散零乱的电线，等等。

7．一旦经过评估，确认独居的三无/孤寡的痴呆老人已经不适合单独在家里生活，社区/街道工作人员应根据养老政策，将符合条件的老人转入养老机构去加以照顾。居家护理人员需要帮助老人顺利完成这一过渡，包括向养老机构的护理团队详细介绍老人的特点和护理需求，在新入院时参与陪护，帮助老人更好地融入新的环境。

第 6 节　外出陪护

居家生活的痴呆老人也有外出的需要，如逛公园、看医生、参观、参加家庭或老友聚会等等。某些早期痴呆老人还能参加长途或短途的旅行活动。重要的是，在痴呆老人外出的时候，家庭照护者或居家护理人员要随时陪护。

一、制订外出计划

和痴呆老人一起外出，护理人员首先要根据老人的能力、需要、喜好及安全方面的考虑，制订外出计划。计划应该包括：

1．外出的时间；

2．外出的地点；

3．外出目的；

4．谁来陪护，不同陪护者的分工配合；

5．准备事宜（包括提前预约或知会、准备外出的物品等）；

6．选择合适的交通工具；

7．外出注意事项；

8．应急方案。

二、做好外出的充分准备

外出的目的地不同，需要做的准备工作也会有所不同。

如果要陪老人去公园，需要准备好饮料、零食，卫生纸、药物（以备不患），以及防止走失的用品。

如果要陪老人去医院复诊，需要先和医院进行预约，并准备好目前服用的药物清单，以及老人认知、行为及生活能力是否有所改变的阶段性记录，等等。

如果是参加聚会，需要和聚会的主办者提前做好沟通，让他们知道老人患有痴呆，可能会需要特别的帮助。

三、外出陪护的实用方法

1．留出足够的时间抵达目的地；

2．行动不要太快或太过匆忙，不要催促老人；

3．和老人进行简单的交谈，并回答老人的问题。不要给老人过多的信息，加重老人的负担；

4．外出期间给老人留出较为充裕的时间休息，不要超出他们的疲劳极限；

5．一直陪伴在老人身边，让老人安心，并确保老人不会在相对陌生的环境里走失。护理人员需要注意的是，外出会造成环境的改变。对痴呆老人来说，任何环境的改变都有可能触发他们的游荡行为；

6．万一护理人员在某段时间内无法和老人在一起（比如上公共卫生间的时候），一定先要告诉老人自己将离开一会儿，并将老人托付给其他人帮忙照看；

7．选择在痴呆老人一天中状态较佳的时间段外出。比如，如果某位老人在傍晚时分会有激越行为增加的现象，则要避免在傍晚时外出；

8．尽量避免去人多嘈杂的地方，尤其是在老人疲倦的时候。如果要陪老人去医院，家庭照护者和护理人员可以分工协作，先完成预约、挂号等任务，然后在合适的时间再带老人出发去医院，以免老人在医院停留过多时间而感觉不适；

9. 外出时带上装有必需物品的包，以便及时为老人提供支持。如果老人需要在外面停留比较长的时间，可以考虑带上靠枕、毯子、家人的照片等能让老人感觉安全和舒适的物品；

10. 识别老人焦虑或激越的迹象，设法及时转移老人的注意力，使其平静下来。

 小结

1. 居家养老服务机构的护理团队要为生活在社区的痴呆老人及其家庭照护者提供良好的照顾和支持；

2. 护理人员要和痴呆老人的家庭照护者结成伙伴关系，来为老人提供更好的服务；

3. 除去遵循痴呆专业照护的原则外，居家护理人员要特别尊重老人和家庭的生活方式、文化背景和价值观，并恪守伦理和行为准则；

4. 居家护理团队应协助家庭照护者评估居家生活环境，为老人营造舒适、安全并具有支持性的生活空间，确保老人能够安全地居家生活。

思考与练习题

1. 为什么痴呆老人的家庭照护者也需要得到照顾和支持？

2. 护理团队对于痴呆老人和家庭的全面评估需要包括哪些内容？

3. 模拟练习：假设你是家庭照护计划会议的召集人，请拟定一份会议议程，包括会议参与者、讨论议题、相关资料准备等。

4. 在与家庭成员沟通的时候要注意哪些沟通技巧？

5. 居家护理人员需要特别注意并遵守哪些伦理和行为准则？

6. 为什么照顾痴呆老人的时候特别需要注意安全问题？

7. 列出至少八项防范痴呆老人跌倒的措施。

8. 痴呆老人的用药安全措施都应该有哪些？

9. 模拟练习：作为居家护理人员，请认真观察你所服务的痴呆老人的家庭环境，并提出相应的改善建议。

10. 护理人员在为独居的痴呆老人提供居家照护服务时，应注意哪些服务要点？

11. 模拟练习：作为居家护理人员，你需要第二天陪同痴呆老人外出就诊，你该如何进行准备呢？

第14章
护理人员的自我照顾与权益保护

学习目标

➤ 掌握护理人员自我照顾的方法

➤ 熟悉护理人员的合法权益

➤ 熟悉容易引起护理纠纷的护理人员因素

➤ 掌握护理人员自我保护的原则

护理工作是知识、技术与爱心的结合，护理人员的工作任务繁重、责任重大。而痴呆老人由于受到疾病的影响，其认知功能、生活能力和身体功能逐渐下降，容易出现行为和精神症状，使得痴呆老人的照护成为养老护理服务的重点和难点。负责照顾痴呆老人的护理人员不但要具备更高的职业素质和技能，而且需要承担远比照顾正常老人大得多的劳动强度和照护压力，以及需要随时准备应对可能出现的各种意外情况。

因此，护理人员在照护痴呆老人的实际工作中，不仅需要为老人提供"以人为中心"的高质量的专业服务，而且也要善于自我照顾，注重身心健康，以及维护自己的合法权益，尽可能地杜绝事故或差错的发生。

第1节　护理人员的自我照顾

一、痴呆照护的压力

痴呆老人有着特殊的照护需求。相比其他需要长期照护的人群，痴呆老人需要更多的个人护理、更多的护理时间以及更多的监护，这些都将会给护理人员带来身体上和精神上的压力。如果不了解痴呆对老人的影响，或者未掌握照顾痴呆老人的方法，护理人员就会因在工作中遇到很多意想不到的棘手问题而倍感困惑及压力，比如：

1. 老人无法用语言准确表达他们的需要；

2. 老人不配合护理，比如不肯吃饭、不肯洗澡；

3. 老人不愿意参与日常活动，表现出自闭、离群；

4. 老人经常表现出不安、焦虑、愤怒等负面情绪，但又说不出是为什么；

5. 老人莫名哭泣或者大喊大叫；

6. 老人看到门或出口就想走出去，很容易走失；

7. 在养老机构，某些痴呆老人闯入其他入住者的房间，拿走或损坏他人物品；

8. 老人出现骂人和打人的情况；

9. 老人睡眠节律改变，白天黑夜颠倒；

10. 老人随地大小便；

11. 老人无法控制自己的行为，比如要求与异性发生亲密关系，等等。

护理人员的压力还有可能来自痴呆老人的家庭成员。很多家庭成员在得知家中老人罹患痴呆后都会有不同程度的震惊、恐惧、无助和悲伤；而承担照护任务的家庭成员更是要承受来自身体、心理和经济上的沉重负担。当这些负面情绪或压力无法缓解的时候，就有可能会转嫁到护理人员的身上。比如，家庭成员对护理人员的工作有过多的要求或苛责，老人发生意外情况时认为护理人员须承担所有责任。

这些压力不仅仅会影响护理人员的身心健康，同时也会影响到对痴呆老人的护理。比如，护理人员身体疲惫或情绪低落，会直接影响照护品质；而且护理人员的情绪和态度往往会直接影响到老人的情绪和行为表现。

二、识别压力信号

护理人员要善于察觉和识别来自身心的压力信号。其实，和痛楚一样，压力是可以感受得到的身体和心理的自然反应。这些反应会像警示信号一样提醒我们在身体或生活上可能出了问题，比如，发觉自己近来经常无故头痛、胃痛、食欲不振，或者对自己喜欢的事情感到厌烦，甚至不愿参加社交活动、出现失眠等情况，都有可能是压力太大造成的。

护理人员可以使用简单的《压力测试》量表，来进行压力评估。

表 14-1 压力测试

请回想一下自己在过去一个月内是否出现下述情况，并以"√"表示频密度

	题目	从未发生	有时发生	经常发生
1	觉得手上工作太多，无法应付			
2	觉得时间不够用，所以要分秒必争。如过马路时闯红灯；走路和说话的节奏很快			
3	觉得没有时间消遣，终日记挂着工作			
4	遇到挫败时很容易发脾气			
5	担心别人对自己工作表现的评价			
6	觉得上级和家人都不欣赏自己			
7	担心自己的经济状况			
8	有头痛/胃痛、背痛的毛病，难以治愈			
9	需要借烟酒、药物、零食等抑制不安的情绪			
10	需要借助安眠药入睡			
11	与家人/朋友、同事的相处令你发脾气			
12	与人交谈时，打断对方的话题			
13	上床后觉得思潮起伏，有很多事情要牵挂，难以入睡			
14	太多工作，不能每件事做到尽善尽美			
15	当空闲时轻松一下也会觉得内疚			
16	做事急躁、任性，事后感到内疚			
17	觉得自己不应该享乐			
	小计			
	合计			

计分方法：

从未发生 = 0 分，有时发生 = 1 分，经常发生 = 2 分

测试结果：

◇ 0～10 分：精神压力程度低，但可能显示生活缺乏刺激，比较简单沉闷，个人做事的动力不高。

◇ 11～15 分：精神压力程度中等，虽然某些时候感到压力较大，但仍然可以应付。

◇ 16 分或以上：精神压力偏高，应检查一下压力来源并寻求解决的办法。

三、护理人员自我照顾的方法

压力不仅会影响到护理人员的身心健康，而且会影响其日常生活和工作表现。如果护理人员精力不足或精神难以集中，甚至有可能发生工作意外。因此，护理人员需要掌握一些自我照顾的有效方法。只有身心健康的护理人员，才有能力为痴呆老人和家庭成员提供持续

的、良好的照顾。具体的方法包括：

1．学习和掌握照顾痴呆老人的专业知识和技能。这将帮助护理人员减少在护理工作中的束手无策。通过学习、实践和分享，护理人员会感觉到自己处理困难状况的能力有所提高，挫折感降低；而且和痴呆老人的冲突减少了，自己身心疲惫的感觉也相应减少了，对护理工作会有更多的成就感和满足感；

2．安排好每日作息时间表，按照轻重缓急为各项工作排序，有条理地完成各项工作任务；

3．善用团队力量。护理人员定期与护理团队的领导及同事进行交流是非常有益的，大家互相支持、互相帮助，共同寻求解决之道；

4．要肯定自己做得好的地方，这些都将一点一滴地提高每一位老人和每一个家庭的生活品质；

5．充足的睡眠、均衡的营养摄入、适量的运动，有助于身心健康；

6．培养个人兴趣，多做自己喜欢的事情（如听音乐、唱歌、美食、看电影、练习瑜伽等），使身心得以放松；

7．允许自己享有什么都不做、完全放松的时间；

8．培养幽默感。欢笑可以滋养身体和心灵；

9．护理人员要意识到，为痴呆老人提供服务，会对护理人员自身的身体和情绪产生影响。护理人员可以和自己信任的人讨论、分享，或者写下自己的经历，这些都有助于舒缓压力；

10．保持社交活动，定期与家人和朋友相聚，并懂得彼此爱护、欣赏和鼓励；

11．护理人员需要和自己所服务的老人及家庭设定和保持恰当的边界，以免让服务对象产生不切实际的期望，增加不必要的压力，同时也防止自己的职业倦怠；

12．护理人员如果发现自己工作压力过大、出现身体和情感的透支（如长时间照顾有夜间躁动行为的老人而无法得到充足的休息，或者因为自己照顾的老人离世而感到极度悲伤），就要寻求专业的帮助。护理团队的管理者需要善用内部和外部资源，给予护理人员心理和情感上的支持。

第 2 节　护理人员的权益保护

一、护理人员的合法权益

照顾痴呆老人是一件非常辛苦的工作，需要护理人员付出极大的精力和爱心。护理人员在严格遵守职业守则，规范服务行为的同时，应该增强法律意识，注意维护自身的合法权益，确保照护工作的安全。

护理人员在接受养老服务机构的委派，为痴呆老人提供照护服务的过程中，除享有法律、法规赋予的各项基本公民权益之外，要特别注意维护下述几项合法权益：

1. 有权拒绝痴呆老人及其家庭成员的不合理要求

护理人员接受养老服务机构的委派为痴呆老人提供照护服务，是基于痴呆老人或其家庭成员（监护人）与护理人员所属的养老服务机构之间签订的《服务协议》，以及护理人员与养老服务机构之间签订的《劳动合同》。护理人员为痴呆老人提供服务的工作范围应以《服务协议》约定的内容为准。

在实际照护过程中，痴呆老人因为受到疾病的影响有可能会提出一些不尽合理的要求（如不让熟悉的护理人员下班离开），其家庭成员也有可能希望护理人员提供超出工作范围的服务。护理人员在遇到此种情况时，有权拒绝痴呆老人或其家庭成员的不合理要求，但是应区别情况，妥善处理，避免引起不必要的纠纷，影响后续护理工作的顺畅开展。

📌 **案例 14-1**

小王是负责照顾痴呆老人李奶奶的居家护理人员。某天，在小王准备正常下班的时候，李奶奶突然大闹起来，吵着说小王偷拿了她的东西，不让小王离开。李奶奶的女儿相信小王没有拿任何东西，但是为了息事宁人，让李奶奶尽快平静下来，还是要求小王向李奶奶道歉。小王认为自己没有做错事，拒绝向李奶奶道歉。李奶奶的女儿十分不满，认为只是口头哄一哄老人罢了，而小王连这都不愿意去做，显然是服务态度有问题。

思考：如果你是小王，你该会怎么做呢？

---

2. 有权通过各种渠道获得培训和支持

负责照顾痴呆老人的护理人员需要具备更高的职业素质和技能，并且掌握自我保护的知识和方法。护理人员有权通过参加各种培训，包括其所属的养老服务机构组织的岗位培训以及外部培训，来提高照顾技能和专业水平。

照顾痴呆老人是一项辛苦的工作，工作在一线的护理人员可能会因为繁重的照顾工作而身心俱疲，也可能因遇到各种意想不到的突发问题而应接不暇。护理人员坦陈困难、寻求支持并不意味着护理人员的能力不足或者服务态度不端正。为了更好地为痴呆老人服务，以及缓解护理人员的压力，护理人员有权获得相应的支持，包括但不限于来自所属养老服务机构、护理团队其他成员、社区志愿者，以及痴呆老人的家庭成员。

3．有权获得痴呆老人家庭成员的尊重和理解

照顾痴呆老人的工作是繁重且辛苦的，护理人员不仅为痴呆老人提供日常生活照料，而且需要干预和应对痴呆老人的行为和精神症状。护理人员耐心细致的专业服务保障了痴呆老人的生活品质，减轻了家庭成员的照护负担，理应获得痴呆老人家庭成员的尊重和理解。家庭成员应该配合和支持护理人员的工作，而不应随意指责、批评，甚至谩骂、攻击。

4．有权依法维护自己的合法权益

随着社会的进步以及人民法律观念的日益增强，运用法律武器保护自己的正当权益已逐渐成为人们的共识。因此，护理人员必须增强法律意识，规范护理行为，同时学会利用法律武器来维护自己的合法权益。

知识链接

民事权益是公民或者法人在民事活动中享有的权利和利益。具体内容包括生命权、健康权、姓名权、名誉权、荣誉权、肖像权、隐私权、婚姻自主权、监护权、所有权、用益物权、担保物权、著作权、专利权、商标专用权、发现权、股权、继承权等人身、财产权益。

民事权益包括民事权利与民事利益。民事权利是指民事主体依法享有并受法律保护的利益范围或者实施某一行为（作为或不作为）以实现某种利益的法律资格。民事利益是民事主体在行使民事权利时所获得的一定的利益。

民事权利是民事利益的基础和前提，民事利益是民事权利行使的结果。合法行使的民事权利所产生的民事利益是合法的，理应受到法律的保护；非法行使的民事权利所产生的民事利益是非法的，理应受到法律的制裁。

二、导致出现护理纠纷的护理人员因素

由于受到疾病的影响，痴呆老人的认知功能、生活能力和身体功能逐渐下降，并伴有行为和精神症状。痴呆老人已经再无法用言语来表述自己的感受和需求，其生活品质主要依靠护理人员耐心细致的专业服务。面对痴呆老人这一特殊的服务对象，护理人员的任何护理差错（疏忽、不慎、失误）都可能直接影响到老人的生活品质，甚至生命安危；而且，也会对护理人员自己的工作、生活和精神造成很大的影响。

在照护痴呆老人的过程中，因护理人员而容易导致出现护理纠纷的因素包括：

1. 责任心差，护理技术不过硬

(1) 专业理论知识基础不扎实，缺乏护理经验，对于痴呆老人症状的发展变化缺乏预见性和应对方法，不能及时采取预防措施，或者在问题出现时手足无措。

(2) 工作责任心不强，在工作中不能严格执行护理操作规范和交接班制度，工作疏忽大意，对所照顾的痴呆老人的情况心中无数，导致老人发生危险。

(3) 工作态度不够耐心细致，与痴呆老人及其家庭成员沟通不畅，引起老人及家庭成员的不满，引发护理纠纷。

2. 护理记录不规范，无力承担举证责任

护理记录是检查衡量护理质量的重要资料，也是证明护理人员完成护理工作的重要依据。记录不认真、漏记、错记等均可能导致无法正确评估照护方案，延误老人的治疗等后果，引发护理纠纷。

在实际工作过程中，护理人员可能出现的不规范记录情况包括：

(1) 文书记录不及时，内容不完整、不真实，补记、漏记或者编造记录；

(2) 护理记录与照护方案内容不相符；

(3) 事实描述不确切、不翔实，用词模棱两可；

(4) 书写不规范，字迹不清楚，影响记录效果；

(5) 记录署名不实或者不规范，有代为签字或者随意签字的现象；

(6) 不注重护理记录的留存，在出现护理纠纷时，无力承担举证责任。

3. 法制观念淡漠，自我保护意识差

护理人员法制观念淡漠，无意间侵犯了老人的合法权益。比如，与护理团队之外的其他人随意谈论痴呆老人的情况，泄漏老人的个人隐私。

> **📌 案例 14-2**
>
> 小张在养老院负责照顾痴呆老人刘爷爷。为了更好地照顾老人，小张详细了解过老人的生活经历。刘爷爷的生活经历丰富多彩，先后有过三位配偶，家庭成员之间有着矛盾冲突。
>
> 一次，小张陪着刘爷爷在院子里晒太阳。看刘爷爷在旁边闭目养神，小张感到有些无聊，就与待在院子里的其他护理人员闲聊。其间，小张谈到了刘爷爷的经历，绘声绘色地讲述了刘爷爷的婚姻故事。恰巧被来养老院探望刘爷爷的儿女撞上。刘爷爷的儿女认为小张泄漏了老人的个人隐私，十分不满，找来养老院的领导理论。最终，小张向刘爷爷及其家庭成员赔礼道歉，并被调离了照护岗位。

三、护理人员的自我保护原则

护理人员的自我安全保护是做好护理工作的基本保障。护理人员不仅需要依法维护自身的合法权益，而且要善于规避和防范风险。而规避和防范风险的最终目的也是为了更好地保护自己的安全。

护理人员的自我保护原则包括：

1．加强法律法规的学习，树立依法维权的意识。护理人员应加强法律法规的学习，熟悉国家相关的法律法规，做到知法、懂法，并能运用法律维护自身权益。

2．积极参加专业理论和职业技能培训，切实提高护理水平；遵守各项规章制度，严格执行护理操作规范。护理人员还需要在实践中不断地学习总结经验教训，提高和更新自己的专业知识，以适应工作需要。

3．护理人员应本着认真、负责的态度，严格按照要求认真书写护理记录，保证记录的及时、完整、真实，并注意保存。护理记录是具有法律意义的文件资料，是举证倒置的有力证明材料，它的法律重要性对护理人员而言是勿庸置疑的。万一发生护理纠纷，护理记录是护理人员自我保护的最有效的证据。比如，痴呆老人在养老机构内跌倒受伤是导致护理纠纷的常见原因。然而，对于老人在养老机构内跌倒，护理人员不一定有绝对的责任。护理人员必须有足够的证据证明这种伤害并非由于护理人员的疏忽所造成的，护理人员应在老人的护理记录里，详尽记录为保护老人而采取的一切措施。

4．诚实正直、实事求是，出现问题及时向上级反馈。护理人员要明确自己的工作范围和工作职责，遇到疑难问题，及时请教、汇报，不得擅自盲目处理。一旦发生失误，不论问题大小、轻重要立即报告护理主管，不得隐瞒情节，以便能够尽快采取有效的补救措施，将不良后果降低到最小化。

📌 案例 14-3

患有痴呆的李爷爷在老伴去世后，子女因为工作忙，将他送进了养老院，要求为李爷爷提供 24 小时的全天候监护。

某天，因护理人员监护不力，李爷爷从床上坠地跌倒。但是，护理人员见李爷爷当时没有什么明显不适，害怕因此受处分，再加上李爷爷罹患痴呆也不会揭穿，就瞒报了情况。未想到，三日后，李爷爷开始出现呕吐、呼吸急促等症状，被养老院和子女送到附近医院抢救。一个月后，李爷爷因抢救无效死亡。

为此，李爷爷的子女向法院起诉养老院。经过两审，法院最终判定养老院对于李爷爷的死亡承担 50% 的赔偿责任。护理人员也受到了相应的处罚。

5．本着"以人为中心"的照护理念，改变服务方式，提高服务质量，主动加强与痴呆老人及其家庭成员的沟通，取得他们的信任和配合，依法合理地拒绝老人及（或）其家庭成员的无理要求，不接受老人及（或）其家庭成员的私下馈赠。一旦发生护理纠纷，确有过失的护理人员应承认自己的过失，主动化解矛盾，力争双方能够相互理解。

 小结

1．痴呆老人有着特殊的照护需求，容易给护理人员带来身体上和精神上的压力。护理人员需要掌握一些自我照顾的有效方法。护理团队的管理者需要善用内部和外部资源，给予护理人员心理和情感上的支持。

2．护理人员在严格遵守职业守则，规范服务行为的同时，应该增强法律意识，注意维护自身的合法权益，确保安全，防范风险，规避纠纷。

思考与练习题

1．模拟练习：运用《压力测试》量表，为自己和工作伙伴评估压力程度。

2．想一想哪些活动能有效地帮助你自己减压？

3．列出护理人员的合法权益。

4．哪些护理人员的自身因素容易导致出现护理纠纷？

名词释义

痴呆

"痴呆"的全称为"痴呆综合征",是由脑部疾病所导致的一系列以记忆和认知功能损害为特征的综合症候群,其损害的程度足以影响患者的工作和生活能力。"痴呆综合征"是目前的医学标准名词,可简称为"痴呆"。

老年期痴呆、老年痴呆症

由于绝大部分的痴呆患者都是 60 岁以上(含 60 岁)的老年人,因此痴呆综合症也被称作"老年期痴呆"或"老年痴呆症"。

痴呆患者

泛指所有患有痴呆综合征的人群,其中包括在 60 岁以前发病、占总数 3% ~ 5% 的患者人群。

痴呆老人

特指患有痴呆综合征、年龄超过 60 岁(含 60 岁)的老年人群,大约占患者总数的 95% 以上,是需要照顾的主体人群。

护理人员

泛指在养老服务机构(包括居家养老服务机构、社区养老服务机构和居住型养老机构)工作、为老年人直接提供生活照料、基础护理和其他支持服务的一群人,其中主要包括各级养老护理员、护士、护师、养老护理技师和社工等。

护理团队

狭义的护理团队指养老服务机构中由护理主管和护理人员所组成的工作团队。

广义的护理团队指共同制订和实施老年人照顾、护理和支持计划的一群人，其中可能包括在养老服务机构中工作的管理者、护理主管、护师、护士、养老护理技师、养老护理员、社工、家政服务人员，等等，也可能包括在养老服务机构或在其他专业机构工作的全科医生、专科医生、专业治疗师和临终关怀专业人员，等等。

家庭成员

指痴呆患者的家人，也包括与患者没有亲属关系、但在患者的个人生活经历中扮演重要角色的人。

家庭照护者

指在患者的家庭中，为患者提供主要照顾的家庭成员，也包括与患者没有亲属关系、但参与主要照顾工作的朋友。通常，家庭照护者都是未获得护理服务费用的非正式照护者。

照护者

泛指为患者提供照顾的所有人，包括家庭照护者、专业护理人员以及家政服务人员，等等。

阿尔茨海默病

一种进行性的脑部神经退行性疾病，它破坏患者的记忆及其他重要的认知功能，导致患者出现持续的智能减退和行为能力的异常，严重影响患者的日常生活和社会功能，是最常见的痴呆类型。

血管性痴呆

由脑血管病变引起的痴呆，统称为血管性痴呆。

额颞叶痴呆

以额颞叶萎缩为特征的痴呆类型，是比较常见的神经变性痴呆之一。额颞叶痴呆患者的大脑皮质出现的是局部萎缩，主要集中在额叶的前方和部分的颞叶。

混合型痴呆

具有显著的阿尔茨海默病和另一种类型痴呆（最常见的是血管性痴呆）的特征，但也有可能出现与其他类型痴呆的混合特征。

轻度认知损害

指老人出现记忆和某些认知功能退化，但是老人仍然能够维持正常的生活功能，并且不符合痴呆的临床诊断标准。

痴呆的行为和精神症状

专指痴呆老人经常出现的感知、思维内容、情绪或行为紊乱的症状群。

定向力

对周围环境（时间、地点、人物）及自身状态（姓名、年龄、职业等）的察觉和识别能力。

视空间觉

是通过视觉对外界物体方位、物与物之间距离、方位的判断。

以人为中心的照护

1995 年由英国的 Tom Kitwood 率先提出的痴呆专业照护模式。这种模式承认每位痴呆患者的价值、人格和独特性，强调在患者的生理需求、情感需求和心理需求之间创造平衡，满足患者的整体需要，并为他们带来幸福感。

谵妄

一种急性发作的综合征，特征主要包括意识清醒程度降低、注意力变差、失去定向感、情绪激动或呆滞、睡眠和清醒的周期混乱、时而清醒时而昏睡，常常伴随着妄想和幻觉等。谵妄是老年精神科中常见的症状。痴呆老人由于大脑病变、患有其他身体疾病以及合并用药等原因，是发生谵妄的高危险人群。

姑息治疗

世界卫生组织对于患有重大危及生命的疾病、并进入临终阶段的患者，建议采取姑息治疗的方法。其定义是：一种通过缓解疼痛和症状、并且提供精神和心理支持的方法，来改善面临危及生命的疾病的患者和家庭的生活质量。

舒缓照护

针对临终阶段的痴呆老人所提供的舒缓照护，是姑息治疗在痴呆专业照护领域中的具体应用。其工作原则包括：

（1）及时识别老人的疼痛与不适症状，并采取多种方法来缓解老人的疼痛和不适；

（2）肯定并尊重痴呆老人的生命，将死亡视作生命的一个必经阶段；

（3）不要试图加速或推迟老人的死亡；

（4）为老人提供生活、个人护理、心理和精神方面的全面照顾；

（5）帮助老人和他们的家庭成员积极生活、勇敢面对死亡；在老人死亡过程中及死亡后，对家庭成员提供必要的心理支持。

主要参考资料

1. 田金洲. 阿尔茨海默病的诊断与治疗. 北京：人民卫生出版，2009.

2. 社区常用认知评估工具使用手册. 北京大学精神卫生研究所编制.

3. 痴呆优质照护在线培训. 记忆健康 360 工程和北京大学精神卫生研究所共同开发.

4. 更好的照护·更好的生活——社区支持团体教练手册. 记忆健康 360 工程和北京大学精神卫生研究所共同开发.

5. 痴呆优质照护 – 养老机构实用指南. 记忆健康 360 工程开发.

6. 痴呆优质照护 – 居家服务实用指南. 记忆健康 360 工程开发.

7. 老年期痴呆基础知识与基本技能培训教程. 北京大学精神卫生研究所开发.

8. 社区常用认知评估工具教程. 北京大学精神卫生研究所开发.

9. 洪立，王华丽. 聪明的照护者——家庭痴呆照护教练书. 北京：北京大学医学出版社，2014.

10. Alzheimer's Association，2009 Alzheimer's Disease Facts and Figures，Alzheimer's Dement，2009，5（3）：234-270.

11. Chan KY，et al. The Lancet 2013；381：2016-23.

12. Warden V，Hurley AC，Volicer L. Development and psychometric evaluation of the pain assessment in advanced dementia（PAINAD）scale. J Am Med Dir Assoc，2003，4：9-15.

13. Caring for a Person with Alzheimer's Disease. National Institute on Aging，NIH.

14. Dementia Care Essentials Level 4 CHCAC416A，Alzheimer's Australia.

后 记

随着人口的老龄化，阿尔茨海默病和其他类型的痴呆已经成为全球性的公共健康问题。在中国，目前已经有超过 900 万人患有痴呆，受其影响的则有几千万人，因为他们的生活与痴呆患者休戚相关。痴呆是造成老年人生活不能自理的主要原因之一，对于患者和家庭是极大的打击，也给全社会的卫生保健和养老服务体系以及所有的从业人员带来复杂而艰巨的挑战。

照顾痴呆老人真的不容易。痴呆会逐渐夺走他们的记忆、思考和行为能力，他们再也无法和过去一样控制自己的身心，甚至无法正常吃饭、说话和行走。除了认知功能和生活能力的衰退，痴呆老人还容易出现行为和精神症状。无论是家庭照护者还是专业护理人员，如果缺乏痴呆专业照护的知识和技能，都很容易在照护工作中感到困扰、无助和挫折，甚至会对老人产生误解，出现不必要的矛盾和冲突。

现在，这本《老年期痴呆专业照护——护理人员实务培训》，已经呈现在您的面前。

这本教材是受中国社会福利与养老服务协会的委托，由民政部本级彩票公益金资助，由记忆健康 360 工程和北京大学精神卫生研究所共同研发的。我们希望这本教材可以帮助从事养老服务的护理人员建立对痴呆的正确认知，掌握照顾痴呆老人的有效方法，并应用到实际工作中，更好地照顾和帮助痴呆老人，同时也增加工作的成就感。

作为教材的编写者，我们衷心感谢中国社会福利与养老服务协会领导的远见，将痴呆专业照护的内容纳入了养老服务领域职业技能培训丛书；感谢民政部、人保部等政府部门领导的指导和支持；感谢教材开发期间每一位评审专家所提出的中肯意见；感谢开发组每一位成员的辛勤努力。这本教材，凝聚的是集体的智慧与力量。

痴呆老人的生活品质，取决于他们和直接照护者的关系。在这里，我们要特别向工作在一线、服务于痴呆老人的护理人员致以敬意。希望我们的工作成果能让大家学以致用；更希望我们能够一起努力，为痴呆老人这一特殊的群体提供良好的照顾、护理和支持，让他们依然能够享受生命的快乐和尊严。

洪立 王华丽
2014 年 2 月